善玉リポ酸と悪玉リポ酸

美容と健康の救世主！ R-αリポ酸
低用量摂取でも危険！ S-αリポ酸

著者　寺尾啓二

JN014208

目次

はじめに
抗酸化と抗糖化の鍵となる究極の生体内物質R-αリポ酸の有効な利用のために

注目すべき3大ヒトケミカル

　60兆個からなる人の細胞には数百から3000個ものミトコンドリアが存在しています。ミトコンドリアは細胞の中で細胞自身のため、そして、ヒトのカラダを動かすためのエネルギーを作っている、いわゆる、エネルギー生産工場です。

　ミトコンドリアのエネルギー産生のおかげで私たちはカラダを動かすことができていますが、そのエネルギー産生にはコエンザイムQ10、R-αリポ酸、L-カルニチンが関与しています。コエンザイムQ10、R-αリポ酸、L-カルニチンはいずれもヒトが生体内で作り出すことができるビタミン様物質であり、良質なミトコンドリアと細胞の活性維持に必要不可欠なものです。そこで、これら三つのビタミン様物質は特別に重要な機能性栄養素として三大ヒトケミカルと呼ばれています。

　これら三大ヒトケミカルに共通している点はミトコンドリアにおけるエネルギー産生促進作用と抗酸化作用です。

　脂質と糖質は細胞質でピルビン酸に変換された後、ミトコンドリア内に移動し、ミトコンドリア内でアセチルCoAに変換されエネルギーが作られているのですが、ヒトケミカルの重要な役割はそれらのエネルギー代謝を促進する作用です。このエネルギー産生反応は酸化反応であり、ブドウ糖が酸素との反応によって二酸化炭素と水に変換される際にATPというエネルギー物質が作られています。しかし、この酸化反応はミトコンドリアにとって危険な副反応を伴っていて、活性酸素が発生してい

ます。活性酸素は細胞内のDNAやタンパクを損傷し、その結果、がんや動脈硬化等の重篤な疾患をまねくことになります。つまり、このミトコンドリア内の酸化反応は、エネルギーを作るという重要な反応なのですが、同時に、怖い病気に導いてしまう恐れもあるのです。そこでも、ヒトケミカルは重要な役割を担っています。ミトコンドリア内で働くコエンザイムQ10やR-αリポ酸はエネルギー産生反応に関与するだけではなく、この酸化反応の補酵素として働くと自らは還元体（抗酸化物質）に変換され、発生した活性酸素を消去する働きも持っていて、活性酸素から細胞を守り、細胞活性を維持しているのです。

　この三大ヒトケミカルは生体内で生産されているものですが、20歳を境にその体内生産量は減少していきます。それに伴って、カラダを構成しているヒト全体の細胞数も減少していきます。その結果、ヒトのカラダの機能の調整能力も年齢とともに減少することになるのです。ヒトケミカルは肉類や魚類など様々な食品に含まれているのですが、20歳ごろまで体内で生産されていた十分な量を補うことは出来ません。そこで、カラダの機能を維持するためにはヒトケミカルを機能性食品（サプリメント）として外から補うことが好ましいのです。ヒトケミカルは人間が本来持っている機能性栄養素ですので、さまざまな機能性食品の中でも重要度の高いものといえます。

　そのようなことから、最近ではカラダの機能を調節する栄養素として『ビタミン』『ミネラル』に『ヒトケミカル』を加えることが提唱されています。そして、さまざまな生理作用や消化管内での重要な働きを持つ『食物繊維』と抗酸化作用や免疫作用を持つ植物由来成分の『ファイト（フィト）ケミカル』を加えて8大栄養素と呼ぶようになってきています。本書ではその『ヒトケミカル』の中の一成分であるR-αリポ酸について取り上げます。

R-αリポ酸の役割─糖の代謝と抗酸化

　R-αリポ酸の重要な役割としてまずエネルギー代謝の促進作用があります。細胞内小器官のミトコンドリアにおいてはブドウ糖から変換されたピルビン酸を出発原料にして幾つもの工程を経てATPというエネルギー物質が生産されていますが、R-αリポ酸は最初の工程のピルビン酸をアセチルCoAに変換する酵素の働きを助ける役目があります。さらに、R-αリポ酸はミトコンドリア内のエネルギー産生プロセスの一つであるTCA回路においても代謝を進める重要な役割を担っています。なので、R-αリポ酸が無くてはブドウ糖代謝によってエネルギーを生産できないのです。

　さらに、R-αリポ酸はビタミンCやビタミンEの数百倍もの強力な抗酸化作用を持っています。R-αリポ酸の抗酸化物質としての特徴は、コエンザイムQ10、グルタチオン、ビタミンC、ビタミンEなど他の生体内で利用されている抗酸化物質が活性酸素の消去に使われ抗酸化物質としての作用を失い酸化物質に変換された後に再び抗酸化物質としてよみがえらせる働きがあるのです。

R-αリポ酸の役割─糖の代謝と抗糖化

　最近、老化を促進する要因として、酸化とともに注目されているのが糖化です。活性酸素による酸化が『体のサビ』と言われるように糖化は『体のコゲ』と呼ばれ、食事から摂った過剰な糖質が体内のたんぱく質と結びつき、細胞などを劣化させる現象です。この糖化が進むと肌のシワやたるみ、シミやくすみとなって現れてきます。さらに、カラダの表面だけではなく、糖化によって作られる糖化最終産物（AGEｓ）は血管や内臓などの体内組織に作用して、動脈硬化、アルツハイマー病、パーキンソン病等の認知症、糖尿病、がんなど、さまざまな病気の原因となることも判っています。

糖を代謝してエネルギーを作るために働く補酵素のR-αリポ酸は抗酸化作用と過剰となった糖質の代謝を促す抗糖化作用の双方を持ち合わせていますので、老化防止のための究極の生体内物質と言えます。肌の老化、血糖値が気になる方、疲れやすい方には心強い成分です。

市販のαリポ酸の問題　〜ラセミ体に含まれる悪玉リポ酸S体〜

　ところが市販のαリポ酸のサプリメントを摂取した際に、低血糖を起こすことがまれにみられることが問題となりました。厚生労働省からも、この問題に対して、低血糖症の症状が見られたときはすぐにαリポ酸の服用を止めるようにと通達がありました。

　現在、市販されているαリポ酸のほとんどはラセミ体が使用されています。ラセミ体とは有機合成反応で人工的に作られたために、ヒトの体内で作られている天然のR-αリポ酸と自然界には存在しない非天然のS-αリポ酸を50％ずつ含むものです。このS-αリポ酸のことをR-αリポ酸の鏡像異性体といいます。右手を鏡に映した時に左手と同じになる関係を鏡像の関係にあることから鏡像異性体（光学異性体、エナンチオマー）というのです。

　実は、医薬品の中にもこのような鏡像異性体製品は多く存在します。例えば、天然物質の乳酸や糖、アミノ酸などは、右手と左手（あるいは実像と鏡像）の関係にある鏡像異性体の2種類の分子が存在します。これらの間での化学的性質や物理的性質はほとんど同じなのですがこの鏡像異性体が、今日、大きな問題になっているのです。

　その理由は、鏡像異性体間で生理作用の異なる場合が多いからです。ヒトをはじめとした生物は、鏡像異性体のどちらか一方だけでつくられています。例えば、糖はほとんどがD体という鏡像異性体ですし、タンパク質をつくっているアミノ酸はL体という鏡像異性体です。そのため

生体は、鏡像異性体のうちの一方しか受け入れてくれません。そのために起こった悲劇があります。それが、サリドマイド事件です。

　サリドマイドは、1957年に催眠薬（睡眠薬）としてドイツで開発されました。当初は安全な薬剤として考えられていたのですが、この薬には思わぬ落とし穴があったのです。不眠症に悩む妊婦がこの薬を服用すると、母体に影響はなかったのですが、胎児に大きな影響があり、アザラシのような手足の「四肢欠損症」の赤ちゃんが生まれ。この薬害は全世界に広がり、死産を含めると約5800例、日本でも309例の被害者を出すことになったのです。

　後に、その理由が判明しました。鏡像異性体の一方は、催眠性を持っているのですが、もう一方の鏡像異性体は催奇形性を持っていることが分かったのです。この事件は、鏡像異性体の生体内における生理作用の違いを示し、投薬の際の鏡像異性体の重要性を広く世の中に知らしめました。

　自然界で得られる天然物質を利用する場合には、このような問題は起きませんが、人工的に機能性物質を作る、いわゆる、有機合成反応を利用して合成する場合、化学的・物理的性質が同じであるため、左手と右手が半分ずつのラセミ体が出来てしまうのです。

　今でも、そのような人工合成された天然の左手と非天然の右手を半分ずつ含むラセミ体が機能性素材として食品分野で使用されています。市販のαリポ酸サプリメントにはそのようなラセミ体を含む製品が多いのです。

αリポ酸サプリメントに含有するS体の危険性が明らかに

　αリポ酸は、コエンザイムQ10と同様に厚生労働省によって、2004

年に医薬品から区分変更され、食品でも利用できるようになった機能性食品素材です。現在、多くのサプリメントメーカーが鏡像異性体を50％含むラセミ体のαリポ酸を製品として販売しておりますが、消費者がその鏡像異性体の知識を持っておらず、医薬品ではなく食品ですので使用制限なく摂取しているのは大きな問題なのです。実際に広く使用されているαリポ酸は、本来、私たち自身の体内で作られている善玉リポ酸のR体ではなく、天然に存在しない悪玉リポ酸のS体を50％含んでいるラセミ体です。ラセミ体よりもR体単独の方が、エネルギー産生、抗酸化、抗糖化などαリポ酸が持つさまざまな機能性は高いという多くの研究報告があり、一方で、S体には健康危害のあることが分かってきています。にもかかわらず、ラセミ体の方が、製造コストが安いという理由でラセミ体が使用されています。

　ラセミ体の使用例は現在販売されている医薬品にもあります。例えば、第一製薬（現在の第一三共株式会社）が1980年代に見いだしたニューキノロン系抗菌剤『タリビット』です。優れた抗菌活性を示すこの薬は、鏡像異性体を50％含むラセミ体製品で、一方の鏡像異性体に発疹、下痢、けいれん、アキレス腱障害、横紋筋融解症、低血糖などの副作用がみられているにもかかわらず、製造コストが低い、医薬品なので使用制限が可能といった理由で、細菌による感染症の治療薬として現在でも使用されています。もう一方の鏡像異性体には副作用がなく『タリビット』に比べて2倍以上の優れた抗菌活性があることから、鏡像異性体100％の『クラビット』という治療薬も開発されました。しかし、『タリビット』は製造コストの関係で今でも流通しております。このように医薬品の場合には、臨床試験に基づく使用上限が決められておりますので、副作用があっても大きな問題にはなっておりません。

　一方、使用制限のない食品分野においては、この『鏡像異性体』の問題は深刻なのです。実際に生体内で機能性を持つビタミン類などの様々な天然物質が食品向けに人工合成されています。そして、その中には、人工合成ですので、天然型と非天然型の鏡像異性体を半分ずつ含む機能

性素材が食品分野で使用されているものもあるのです。その中にαリポ酸があります。

　αリポ酸の研究論文は"善玉リポ酸R体単独の方が健康増進効果"が高いという報告だけには留まっていません。意外に知られていませんが、非天然の悪玉リポ酸S体を50％含むラセミ体の毒性に関する研究報告の論文も多数あるのです。

　厚労省がラセミ体αリポ酸サプリメントを問題としたのは、特定の遺伝子素因を持った人がインスリン自己免疫症候群を引き起こし、低血糖状態になり、冷や汗や手足の震えが起こる問題が指摘されている程度ですが、ペット用のラセミ体αリポ酸サプリメント摂取による犬猫の死亡例は多く確認されています。動物実験に関する学術論文では、ビタミンB1欠損のラットや糖尿病モデルマウスを用いた実験で、非天然体であるS体を摂取すると死亡率が急激に増加することが分かっています。一方で、天然のR体摂取の場合は反対に糖尿病モデルマウスの死亡率を有意に減少させ、生存率を飛躍的に高めることが報告されています。

　本書では、悪玉リポ酸であるS-αリポ酸について警鐘するためにこれまでに分かっている市販のαリポ酸の毒性、危険性に関する論文を紹介し、その一方で、善玉リポ酸のR-αリポ酸による美容と健康のための効能効果についての論文を紹介しています。さらに、それらの論文とともに私たちの悪玉リポ酸と善玉リポ酸の研究を紹介していきます。

抗酸化と抗糖化の鍵となる究極の生体内物質R-αリポ酸を有効に利用するために

　ブドウ糖は解糖系でまずピルビン酸になり、そのピルビン酸はアセチルCoAに変換されて最終的にエネルギーが作られています。そのピルビン酸からアセチルCoAへの変換のためにはピルビン酸デヒドロゲナーゼ

という酵素が必要です。この酵素を活性化するのが善玉リポ酸であるR-αリポ酸です。その一方で、悪玉リポ酸の非天然のS体はピルビン酸デヒドロゲナーゼの酵素活性を阻害します。したがって、善玉リポ酸R体と悪玉リポ酸S体を半分ずつ含むラセミ体を使用した市販のαリポ酸を摂取しても抗糖化作用は現れないどころか、悪玉リポ酸S体の阻害作用によって糖化が進むことになります。ここに、市販のαリポ酸サプリメントの問題があるのです。

　これまでのさまざまな研究報告から、悪玉リポ酸が含まれるラセミ体を使用したαリポ酸サプリメントをメタボリックシンドローム、糖尿病、動脈硬化などの疾患を持っている方や腎機能に問題を抱えている方が摂取すると死に至る危険性のあることは明らかです。そのような方々は、安全で健康増進効果のあるR-αリポ酸のサプリメントに切り替えるべきなのです。尚、R-αリポ酸は胃酸で分解するために胃酸の出る食後は分解によって吸収率は低くなります。そこで、シクロデキストリンという物質がR-αリポ酸の胃内での安定性を向上させることから生体内への吸収性を高めて、効能効果も高めることが明かとなっていますので、成分表示に『シクロデキストリン』が入っているものを選ぶようにしましょう。

　より健康な生活を送るためには、危険な悪玉リポ酸を摂取することなく、吸収性の高いサプリメントとして善玉リポ酸であるR-αリポ酸のサプリメントを多くの方々に利用してもらうのがこの本書の目的です。

第1章

美容と健康！
ホンモノのリポ酸はここまですごい！
R-αリポ酸の効能

　市販されているαリポ酸サプリメントのほとんどは天然のαリポ酸R体（R-αリポ酸）と非天然αリポ酸S体（S-αリポ酸）がそれぞれ50％ずつ含まれるラセミ体と呼ばれるαリポ酸です。ラセミ体のαリポ酸は原料が安価という理由から使用されています。しかしながら、ミトコンドリアにおける糖代謝のための補酵素として働く物質はR-αリポ酸であり、S-αリポ酸はR-αリポ酸の働きを弱めてしまいます。その結果、R-αリポ酸のもう一つの重要な抗酸化物質としての働きもS-αリポ酸の存在で弱まっているのです。ここでは、ラセミ体を使用したαリポ酸サプリメントでは出せないさまざまな美容と健康にかかわるR-αリポ酸の作用について紹介します。

1. R-αリポ酸はスーパー抗酸化物質としてカラダの老化や生活習慣病を抑える

　私たちの体は60兆個の細胞から成り立ち、その個々の細胞の中にミトコンドリアというエネルギー産生工場があり、そこではR-αリポ酸やコエンザイムQ10などのヒトケミカルが働いて酸素からエネルギーを作り出していますが、その際に活性酸素も生じています。この活性酸素は私たちの細胞を傷つけ、老化、がん、シミ、シワ、そして、糖尿病や動脈硬化等の生活習慣病など多くの被害をもたらしています。

　活性酸素は、ストレス、煙草、多量飲酒、激しい運動、紫外線なども原因となって増加しますが、私たちの体は、その活性酸素から体を守るための抗酸化システムを備えています。酸化のことを"カラダのサビ"といいますが、抗酸化とは体を活性酸素の酸化から守って錆びつかせないことです。活性酸素は私たちの体内に持っている抗酸化システムで通常、消去されていますが、加齢や生活習慣によって、活性酸素量が高まり、活性酸素消去による無害化が間に合わないと体はダメージを受けることになります。その点で、20歳を境に体内生産量が減少するヒトケミカルのR-αリポ酸やコエンザイムQ10の摂取はカラダのサビを消去するためにも大変有効です。

　ここでは、R-αリポ酸の効能の一つ、R-αリポ酸の生体内抗酸化物質ネットワークにおける役割について解説します。αリポ酸は生体内抗酸化物質ネットワークの中で重要な役割を果たす抗酸化物質の一つであり、NADHによって還元体となります。（**図1-1**）

　ここで重要なのは、一般に、抗酸化サプリメントとしてα-リポ酸が使用されているのですが、市販されているほとんどのαリポ酸サプリメントは天然型のR-αリポ酸と非天然型のS-αリポ酸が50％ずつのラセミ体が使用されています。ところが、αリポ酸の還元経路によって還元体

1. R-αリポ酸はスーパー抗酸化物質としてカラダの老化や生活習慣病を抑える

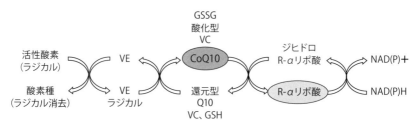

文献： Packer, L., Kraemer, K., Rimbach, G., Nutrition, 17, 888-895 (2001)

図1-1　生体内抗酸化物質ネットワーク

になるのはそのほとんどがR-αリポ酸です。体内抗酸化物質ネットワークで重要な働きをしているのはR-αリポ酸で、S-αリポ酸は抗酸化物質として働かないことが1997年の報告で明らかとなっています。

　NADH（ニコチンアミドアデニンジヌクレオチド）は、さまざまな酸化還元反応の補酵素として働いていて中心的な役割を担っています。酸化型（NAD+）および還元型（NADH）の2つの状態があります。NAD+は生物の解糖系およびクエン酸回路より糖あるいは脂肪酸の酸化によって還元物質NADHが得られます。

　αリポ酸が細胞の細胞質内とミトコンドリア内のNADHとNADPHに依存的な酸化還元において、αリポ酸がNADHとNADPHによって還元されているのは、ほとんどがR-αリポ酸であり、その還元速度はR-αリポ酸の方がS-αリポ酸より6~8倍はるかに速いことが判りました。**図1-2**に矢印の主要経路とマイナー経路を示しています。

　S-αリポ酸ではなくR-αリポ酸がNADHによって還元体（抗酸化物質）になるという報告をさらに検証するために、ラットの心臓のミトコンドリアを用いてαリポ酸のラセミ体、R-αリポ酸、S-αリポ酸 とNADHとの酸化還元反応を調べています。また、αリポ酸とともに生体内で作られている抗酸化物質として重要なグルタチオンがありますので、酸化型グルタチオン（GSSG）も比較対象として検討しています。その結果、

17

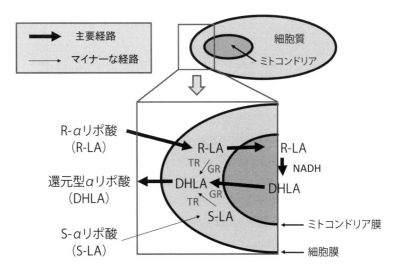

図1-2　αリポ酸の細胞内における還元経路

R-α リポ酸のみがNADHを酸化し、自らは還元体（抗酸化物質）に変換されることが分かりました。（**図1-3**）

　さらに、ラットの心臓を用いて、R-α リポ酸とS-α リポ酸を含有する冠動脈流出液中のα リポ酸の還元型であるジヒドロリポ酸濃度を測定し、S-α リポ酸は抗酸化作用を持つ物質ではなくR-α リポ酸が真の抗酸化物質であることを検証しています。

　その結果、R-α リポ酸を含有する流出液の場合には還元型のジヒドロリポ酸濃度は高いレベルで維持され、一方で、S-α リポ酸の場合には、ジヒドロリポ酸の最大濃度はR-α リポ酸よりも6 ～ 8倍低いことがわかりました。このように心臓にはミトコンドリア含量が高いので、α リポ酸はNADHによる還元を受けやすいのですが、還元されるのはS-α リポ酸ではなく、R-α リポ酸であることが確認されています。（**図1-4**）

　生体内では抗酸化物質のネットワークは活性酸素から身を守るために大変重要なのですが、中でも、ビタミンEの数百倍の抗酸化力を持つR-αリポ酸は最強のスーパー抗酸化物質として、グルタチオン、コエンザイムQ10、ビタミンC、ビタミンEなどさまざまな生体内で必要な抗酸化物質の再利用を可能とする物質として働いています。これらの報告の紹介によって、その役割を果たしているのは、S-αリポ酸ではなく、R-αリポ酸であることがご理解いただけたと思います。

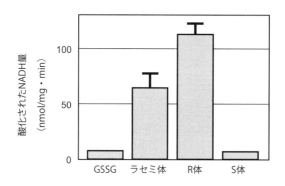

図1-3　ミトコンドリア内のNADHによるαリポ酸とグルタチオンの還元

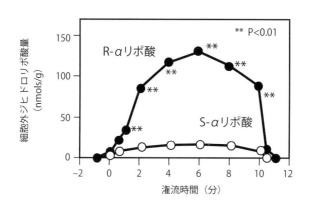

図1-4　ラット心臓によるα-リポ酸の還元

2. R-αリポ酸は紫外線で引き起こされる皮膚炎を抑えて 肌を光老化から守る

　活性酸素は、前項で、ミトコンドリアにおけるエネルギー産生反応の副反応として、また、ストレス、煙草、多量飲酒、激しい運動、紫外線などが原因となって発生すること、私たちの細胞を傷つけ、老化、がん、シミ、シワ、そして、糖尿病や動脈硬化等の生活習慣病など多くの被害をもたらす毒性物質であること、そして、その活性酸素の消去において生体内のスーパー抗酸化物質であるR-αリポ酸が有効であることを説明しました。そのR-αリポ酸の優れた抗酸化作用の1例として、さまざまな活性酸素発生の原因の中で、紫外線から生み出される活性酸素種による肌への影響、特に、皮膚炎に対するR-αリポ酸による抑制効果についての報告があります。

　紫外線によって生み出された活性酸素種は皮膚から分泌される脂質を皮膚に障害を与える過酸化脂質に変え、皮膚を刺激して炎症を発生させ、皮膚の状態を悪化させます。そして、活性酸素種による皮膚の酸化が進むとシワやシミを誘発し、肌は老化していきます。特に、脂漏性皮膚炎の方々は脂質の代謝が悪いので、紫外線や活性酸素種の影響を受けやすいといえます。

　活性酸素種による皮膚の炎症に対し、生体内の抗酸化物質には皮膚の保護作用を持つ物質がありますが、中でも、R-αリポ酸は最も優れた抗酸化作用を持つ物質の一つです。そこで、R-αリポ酸の抗酸化作用による皮膚炎の消炎効果を検証している1994年の報告を紹介します。

　この報告ではグルコースオキシダーゼ（GOD）というブドウ糖を酸化する酵素を用いてマウスに皮膚炎を起こし、R-αリポ酸とS-αリポ酸の皮膚炎の阻害効果を調べています。

2. R-αリポ酸は紫外線で引き起こされる皮膚炎を抑えて肌を光老化から守る

　ヘアレスマウスに14日間に渡ってR-αリポ酸を配合した飼料を与えた群、S-αリポ酸を配合した飼料を与えた群、標準飼料を与えた群に分け、それぞれの群のGOD誘発皮膚炎の炎症反応を調べています。その結果、R-リポ酸を摂取した群ではGOD誘発性の皮膚炎が顕著に治り、S-リポ酸群ではその効果は認められないことが明かとなっています。（**図1-5**）

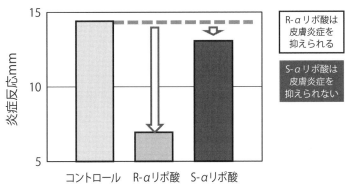

図1-5　健常人のPDC活性に対するαリポ酸の影響

　この結果は、ジヒドロリポアミド脱水素酵素による還元反応が立体選択的にS-αリポ酸ではなくR-αリポ酸のみを還元するためと推察されています。R-リポ酸はフリーラジカルや活性酸素種等によって起こる炎症を伴う皮膚病の処置に有用なことが分かっています。美容液へのαリポ酸配合量は0.5％まで可能ですが、ラセミ体の場合には抗酸化抗炎症に有効なR-αリポ酸は0.25％しか配合できないことになります。

3.　R-αリポ酸は肌の弾力性を保つ（PDC活性向上による抗糖化）

　私たちの体の酸化のことを"カラダのサビ"というように私たちの体の糖化のことを"カラダのコゲ"といいます。以前は、体の老化は酸化が原因だとされていましたが、近年、体の老化は酸化とともに糖化も原因であることが分かってきました。

　R-αリポ酸はピルビン酸デヒドロゲナーゼ複合体（PDC）を活性化し、ブドウ糖の代謝を促進させます。その結果、体内に過剰なブドウ糖が減り、肌、血管、臓器、骨などを形成しているタンパク質の糖化である"カラダのコゲ"を防ぐことができます。ここでは、その抗糖化に最も重要なPDCとR-αリポ酸の関係について説明します。

　細胞内に取り込まれたブドウ糖は細胞質において先ず解糖系でピルビン酸に変換されます。ピルビン酸はPDCの働きによってアセチルCoAに誘導されたのち、TCAサイクル、電子伝達系により酸化されてエネルギーが生産されています。このPDCの働きを支える必須の物質がR-αリポ酸であり、糖代謝のために必要不可欠なのです。血糖が高値を維持し続けると体内の様々な場所においてブドウ糖はタンパクなどに結合し不可逆的に最終糖化生成物（AGEs）を発生させ、これが肌老化、糖尿病、動脈疾患、認知症の原因になっています。（**図1-6**）

　PDCを活性化し、ブドウ糖を効率よくエネルギーへ変換する働きを持つR-αリポ酸は、抗糖化素材として最も重要な物質の一つと考えられます。R-αリポ酸とS-αリポ酸を摂取した健常人のPDC活性を調べた報告があります。その報告によりますと、R-αリポ酸はPDC活性を向上させる効果がある一方で、S-αリポ酸はPDCの働きを阻害し、R-αリポ酸のPDC活性化作用を打ち消すことが分かっています。（**図1-7**）

　このようにR-αリポ酸はPDCを活性化し、体内の過剰なブドウ糖を代

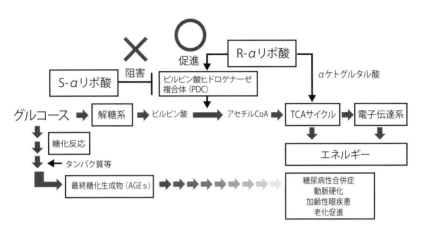

図1-6　ブドウ糖からのエネルギー産生に関わるR-αリポ酸とPDC

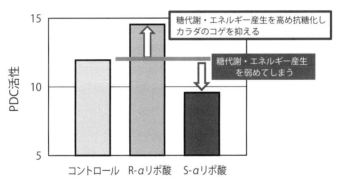

図1-7　健常人のPDC活性に対するαリポ酸の影響

謝しますので、その抗糖化作用によって肌の真皮層の良質のコラーゲンを維持し、肌の弾力性を保つことができると考えられます。しかしながら、現在、市販されている主流のラセミ体（R-αリポ酸：S-αリポ酸＝50:50）を配合したサプリメントを摂取しても抗糖化作用はなく、肌の老化を防ぐことは期待できません。（**図1-8**）

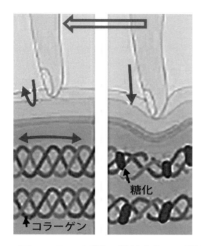

抗糖化作用

正常なコラーゲン
の螺旋構造の維持

弾力性向上

図1-8　R-αリポ酸の抗糖化作用で弾力性向上 (イメージ図)

4. R-αリポ酸は肝機能を高め筋肉を増強する（胆汁分泌作用）

　日本人高齢者は肉が苦手な方が多いようです。なぜだか、ご存知でしょうか？

　高齢になると胆汁の分泌量が若い人に比べて少なくなるのが原因なのです。
　欧米諸国に旅行して、現地の人と一緒に食事をすると、肉の消化力に違いを感じている方も多いと思います。欧米人だけでなくモンゴルなど北方系のアジアの方々も高齢になっても肉を常食としています。一方で、日本人の高齢者は肉より魚を好みます。
　実は、この違い、胆汁の分泌量によるものなのです。食べたものの消化は胃、小腸、大腸で行われます。糖質とタンパク質の消化は胃でも行われていますが、肉に含まれる脂肪は胃と小腸をつなぐ十二指腸で胆汁が分泌され、胃ではなく小腸で消化されています。

　もう少し、具体的に脂肪の消化を説明しますと、胃底腺から脂肪の分解酵素の膵リパーゼが分泌されて、小腸の空腸から分泌される分解酵素のリパーゼとともに脂肪（中性脂肪）を脂肪酸とグリセリンに分解します。これらのリパーゼを効率よく利用して脂肪を分解するためには脂肪を乳化させなければなりません。そのために十二指腸から分泌される胆汁が必要となるのです。尚、胆汁はコレステロールを原材料にして肝臓で生成されています。

　日本人の肝臓が小さく、加齢によって縮小しやすいのは歴史的にコレステロールが多く含まれる肉食などの食品を多く摂ってこなかったためだと考えられます。日本人の体内にはコレステロールの蓄積量が少ないため、胆汁も作られにくくなっています。さらに日本人は歴史的に長生きではなかったことから、高齢になると胆汁の分泌量は低下していき、脂肪は分解されにくくなったと考えられます。

　高齢者は筋肉量が減少し、それが運動器の機能を低下（ロコモティブシンドローム）させることから、高齢者は筋肉の材料であるタンパク質（肉）をしっかりと食べる必要があります。しかし、肉に含まれる脂肪を消化できないので、肉は苦手となっていくのです。

　そこで、肝機能を向上させて、胆汁分泌を促進させるためにはR-αリポ酸の摂取が有効であることが明らかとなっています。

　十二指腸から分泌された胆汁は小腸下部の回腸でその主成分である胆汁酸が再吸収され、門脈を通って、再び肝臓に戻ってきます。肝臓で作られる胆汁酸の量が大腸へ排出される量を上回り、この“腸肝循環”が正常に行われていれば、胆汁分泌量は増加することになります。ところが、日本人の高齢者はこの“腸肝循環”と肝臓における胆汁酸生産量に問題があり、胆汁の分泌量が減少する傾向にあるのです。(**図1-9**)

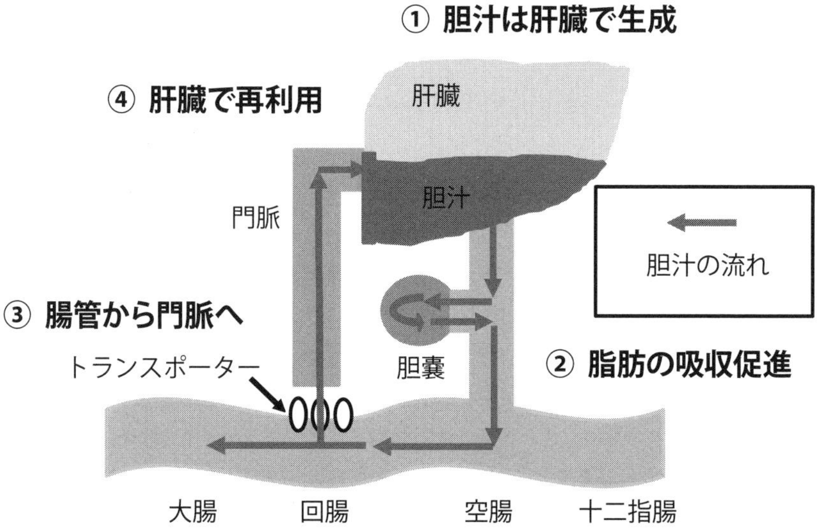

図1-9　胆汁の腸肝循環

　オーストリアの研究グループの2002年の報告では、肝機能の低下している肥満ラットの肝臓の胆汁流量を測定したところ、R-αリポ酸は肝臓の機能を高め、胆汁液の分泌を促進することが明らかとなっています。（**図1-10**）

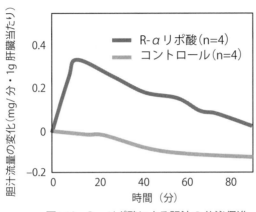

図1-10　R-αリポ酸による胆汁の分泌促進

　このように肉の苦手な日本人高齢者が肉をたくさん食べてロコモティブシンドロームを解消するためには胆汁の分泌促進作用のあるR-αリポ酸の日頃の摂取がお薦めなのです。

5. R-α リポ酸は病気に負けない健康なカラダを作る （ミトコンドリア機能の改善）

　ミトコンドリアはヒトの生命活動に不可欠であり、ひとたびミトコンドリアの機能が低下すると、様々な病気となって私たちの生命活動を妨げます。このミトコンドリア機能低下に伴い、細胞におけるエネルギー産生が困難になってあらわれる病気は「ミトコンドリア病」と呼ばれています。

　ミトコンドリア病は生体内におけるどの細胞でミトコンドリア機能が低下するかによって様々な症状としてあらわれます。たとえば、中枢神経細胞（わかりやすくいうと脳）の場合には記憶力や認知機能の低下といった症状があらわれ、骨格筋細胞であれば筋力低下や疲労しやすくなる症状があらわれます。そして、カラダの複数の部位で症状があらわれる場合と単一部位であらわれる場合がありますが、単一部位であらわれた場合はミトコンドリア病との診断は困難になります。ミトコンドリア病は、完治する治療法がいまだに見出されておらず、厚生労働省は難病に指定しています。（**表**1-1）

表1-1　ミトコンドリア病の症状

臓器	症状
中枢神経	痙攣、知能低下、偏頭痛、神経症状、脳卒中様症状など
骨格筋	筋力低下、易疲労性など
心臓	不整脈、心筋障害、心臓機能低下など
眼	視神経委縮（視力低下）など
肝臓	肝機能障害、肝不全など
腎臓	尿細管機能障害など
膵臓	糖尿病など
血液	貧血など
内耳	感音性難聴など
大腸・小腸	下痢、便秘など
皮膚	発汗低下、多毛など
内分泌腺	低身長など

『難病情報センターHPミトコンドリア病の症状より一部改変

5. R-αリポ酸は病気に負けない健康なカラダを作る(ミトコンドリア機能の改善)

　カリフォルニア大学のT. R. HAGEN らは1999年にR-αリポ酸を摂取するとミトコンドリア機能が改善すると報告しています。

　R-αリポ酸を老齢ラットに与えて、加齢による代謝低下に対するR-αリポ酸の効果を調べています。酸素消費量の測定によってエネルギー産生能力を調べることができます。酸素消費量が増加するとミトコンドリア機能が向上しエネルギー産生能力が高まったと判断できます。通常、老齢ラットの酸素消費量は若齢ラットに対して顕著に低くなります。しかし、R-αリポ酸を摂取すると、加齢に伴う酸素消費量の減少は、驚くべきことに、若齢ラットと同等以上にまで回復することがそれぞれのラットの肝細胞を調べることで明白になりました。つまり、老齢ラットのエネルギー産生能力がR-αリポ酸によって若齢ラットの能力以上までに戻ったことを示しています。(**図1-11**)

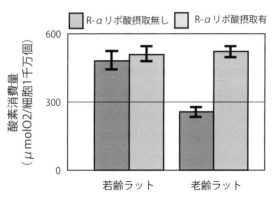

図1-11　R-αリポ酸による肝細胞の酸素消費量の変化

　代謝活性の指標として歩行活性も検討しています。R-αリポ酸を摂取していない老齢ラットの歩行活性は、若齢ラットの歩行活性に対してほぼ3倍低下していましたが、R-αリポ酸を摂取した老齢ラットの歩行活性はR-αリポ酸を摂取していない老齢ラットよりも2倍向上しました。(**図1-12**)

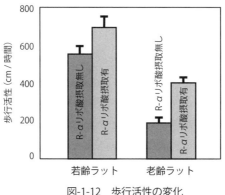

図-1-12　歩行活性の変化

また、肝細胞における生体内抗酸化物質であるグルタチオンの生体内量はともに加齢に伴い減少していきますが、R-α リポ酸の摂取によって顕著に回復することが明らかとなりました。(**図1-13**)

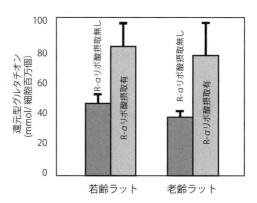

図 1-13　生体内還元型グルタチオン（GSH）の変化

したがって、R-α リポ酸の摂取は、代謝活性を改善するだけでなく、加齢に伴う酸化ストレスおよび損傷を低下させることができます。よって、ミトコンドリア病という難病治療に対しても治療薬としての可能性を持ち、高齢者の筋肉増強によるロコモティブシンドロームの改善にも有効であることが示されているのです。

6. R-αリポ酸は血行を良くして心血管疾患予防する（NO（一酸化窒素）産生作用）

　NOは空気中の窒素や石炭や石油などの燃料中の窒素が高温燃焼時に酸素によって酸化されて発生する化合物です。発生時はNOですが、大気中でさらに酸化され二酸化窒素（NO2）となり、それらの混合物をNOXと呼び、酸性雨の原因となっています。NOは高温条件下でないと発生しないはずですが、不思議に微生物から高等動物、ヒトは生体内でL-アルギニンとL-シトルリンというアミノ酸を用いて高温条件を必要としないでNOを発生させ、生体機能を維持するために利用しています。

　NOには、血管を拡張し血行を良くする作用、血圧降下作用、動脈硬化の抑制作用、免疫の向上作用、さらには、アンモニアを除去して乳酸の消費促進によるスポーツパフォーマンス向上作用、抗疲労作用など、様々な効果のあることがこれまでに確認されています。

　NOの機能性解明に関して最も注目された最初の研究はカリフォルニア大学医学部のイグナロ教授の心血管分野の研究論文でした。イグナロ教授は、NOの血管の平滑筋に対する弛緩作用をはじめ、生体内のNOのさまざまな機能を解明し、1998年にノーベル医学・生理学賞を授与されています。

　R-αリポ酸やCoQ10などのヒトケミカルの生産量が減少する20歳を過ぎる頃からNO産生量も減少していきます。また、糖尿病などの生活習慣病によってもNO生産量は減少すると同時に生活習慣によって体内に活性酸素が多い状態になると活性酸素を消去するためにNOは消費され、体内のNO量はさらに減少します。

　加齢によって血管内皮細胞に存在するNOを作る酵素（NOS）の活性が低下するとNO産生量は低下するのですが、HagenらはR-αリポ酸を

摂取するとNOSが活性化しNO産生量が増加し、心血管疾患を予防できることを明らかとした結果を報告しています。

　NOSとは一酸化窒素を合成する酵素（Nitric Oxide Synthase）のことです。NOSは、常時細胞内に一定量存在する構成型cNOSと炎症やストレスによって誘導されるiNOSに分類されます。さらにcNOSは神経型のnNOSと血管内皮型のeNOSが存在していて、ここでは、この血管拡張作用のある血管内皮型のeNOSについて注目しています。NOの生産に関するメカニズムを図1-14に示しました。内皮細胞ではNO合成酵素のeNOSがリン酸化されL-アルギニンと酸素からNOが発生することが知られています。（**図1-14**）

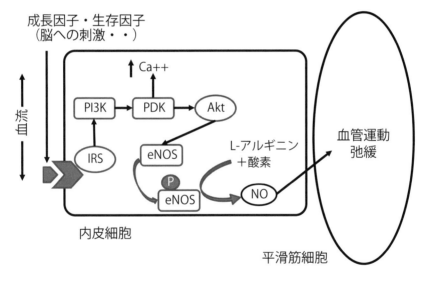

図1-14　内皮細胞におけるNO発生のメカニズム

　加齢によってeNOS活性は低下し、NO産生量も減少することから加齢は心血管疾患の原因に一つと考えられます。そこで、この研究では加齢によってラット内皮細胞中のリン酸化されたeNOSの量がどのように変化するかを調べています。若齢ラットと老齢ラットから内皮細胞を分離

6. R-αリポ酸は血行を良くして心血管疾患予防する(NO（一酸化窒素）産生作用)

して、リン酸化されたeNOS量を測定したところ、加齢によってリン酸化したeNOS量は半減することが明かとなっています。（**図1-15**）

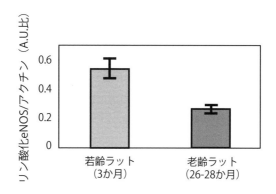

図1-15　若齢ラットと老齢ラットの内皮細胞中のリン酸化eNOS

　そこで、老齢ラットにR-αリポ酸を投与したところリン酸化したeNOS量が増加することが明らかとなりました。この研究から、加齢によるリン酸化eNOS量の減少が血管機能の低下の大きな要因であることがわかり、その血管機能の低下はR-αリポ酸によって抑えられ、心血管疾患を予防できることが明らかとなっています。（**図1-16**）

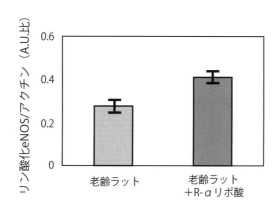

図1-16　老齢ラットの内皮細胞中のリン酸化eNOS量
におけるR-αリポ酸の効果

7.　R-α リポ酸で腎臓機能を改善して命を守る

　昔から物事の要の意味で『肝腎』という言葉が使用されてきましたが、肝臓と腎臓は体内の恒常性を維持するための大変重要な臓器です。肝臓に比べ腎臓は、単に『おしっこ』をつくる臓器と思われがちですが、実は、人体ネットワークの要として、血液中の酸素量や血圧と密接に関係しています。

　腎臓は老廃物を含む血液をろ過して、きれいな血液にしています。そして、不要な老廃物を体外に排出するために『おしっこ』を作っています。腎臓では、この血液精製の際に、血液の成分調整を行っていて、本当の腎臓の役割は、おしっこを作ることではなく、血液の成分を適正に維持するための"血液の管理"なのです。なので、腎臓に異常が起きると全身の他の臓器に悪影響をもたらしますし、その一方で、他の臓器での異常が起きると腎臓に影響が出てくるほど、各種臓器の中でも腎臓は重要な臓器と言えます。

　健康維持を目的として、また、治療を目的として、摂取する医薬品やサプリメントの成分の中には、とんでもなく腎臓に負担をかけているものがあるのです。医薬品成分でもあり、機能性食品素材でもある α リポ酸はそういった成分の一つです。

　現在市販されている α リポ酸サプリメントはラセミ体を配合したものが主流になっているのですが、このラセミ体サプリメントを糖尿病・脂質異常症を患っている方が摂取すると、もともと血流状態が良くないために死亡率が上昇する可能性があります。血液中にはアルブミンというタンパクが存在していて、血圧調整や脂溶性成分の運搬の働きを担っているのですが、このアルブミンと悪玉リポ酸の非天然の S-α リポ酸が血液中で不溶性の凝集物を作ってしまい、腎機能に悪影響を与えることが判明しています。一方で、善玉リポ酸である天然型の R-α リポ酸は凝集

物を作らず影響は与えません。

　S-αリポ酸はアルブミンと非選択的で不可逆の反応を起こして血液中で不溶性の重合物が生成するのです。そして、動脈硬化で血流が悪くなっている血管ではこの不溶性重合物が悪影響を及ぼします。実際、αリポ酸（ALA）ラセミ体をマウスに混餌摂取させた試験の血液性化学検査値において、尿酸やカリウムが有意に上昇したという報告があります。その報告の考察では“何らかの要因で腎臓に不溶物質が沈着・蓄積し、糸球体の濾過機能に異常がみられる”といったαリポ酸（ALA）ラセミ体の腎機能障害の可能性が指摘されていますが、それは、S-αリポ酸とアルブミンによる不溶性重合物による原因の可能性が高いのです。

　このような悪玉リポ酸であるS-αリポ酸を含むαリポ酸ラセミ体の危険性に対して、まったく反対に、善玉リポ酸のR-αリポ酸には腎機能の維持に好影響を与えるという神戸女子大学の吉川教授らの研究報告があります。

　習慣的に運動させているマウスにγ-オリゴ糖で包接し、安定性と吸収性を高めたR-αリポ酸γCD包接体（RALA-CD）を投与し、運動による腎臓負荷にどのように影響するかを検討しています。その結果、R-αリポ酸は運動によって腎臓にかかる酸化ストレスを見事に減少させることを明らかとしています。

　8週齢の雄のマウスを10日間の飼育期間、運動として毎日30分間水泳させ、水泳群にはカルボキシメチルセルロース（CMC）のみを経口投与、R-αリポ酸摂取群にはRALA-CDをCMCにて懸濁し、運動開始15分前に経口投与し、水泳をしないコントロール群と比較しています。その結果、腎臓中の活性酸素量は水泳群で有意に高く、R-αリポ酸を摂取することで活性酸素量は有意に上昇が抑制されていました。（**図1-17**）

　腎臓は血中の尿素窒素、クレアチニン、尿酸等の老廃物を濾過し、尿

を生成する働きがあります。激しい運動を行った場合、筋疲労が起こり、これらの老廃物が血液中に蓄積され、腎臓で濾過されます。本実験で行った自由水泳運動は運動量が多く、水泳群のマウスにおいて筋疲労が起こって老廃物が蓄積し、腎臓に負担がかかったため、腎臓での酸化ストレスが上昇したと考えられます。

　Feも運動と深い関わりがあります。運動によってFeの損失量が増大し、必要量も増大するため、運動によって引き起こされるスポーツ貧血の多くは鉄欠乏性貧血であるとされています。腎臓においてFeの濃度は水泳群と比較して、R-αリポ酸摂取群で高い傾向が示されました。この結果から、自由水泳運動によって鉄欠乏性貧血が生じますが、R-αリポ酸の摂取によってその貧血は改善されたと考えられます。(**図1-18**)

　以上のように、悪玉リポ酸S-αリポ酸は腎機能を悪化させ、善玉リポ酸R-αリポ酸は腎機能を改善することが明かとなっています。

　私は、今でもαリポ酸ラセミ体を使用したサプリメントを製造している会社に対して、これらの研究結果を説明し、このようなサプリメントが健康を願う消費者を欺いていることを指摘しています。しかしながら、いかに真摯に説明しても、多くの会社は『国が問題として認識していないので、今は製品原料を変えるつもりはない。他社の動向をみている。』とのことです。腎機能が悪化して、本当はαリポ酸ラセミ体を摂取して死者が出ている可能性があるといくら言っても、恐ろしいことですが、平気な様子なのです。

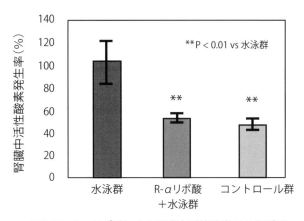

図1-17　R-αリポ酸による腎臓中活性酸素量の低減量

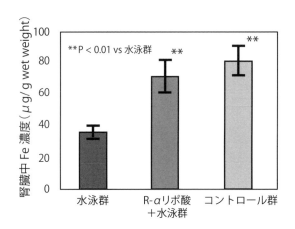

図1-18　水泳による腎臓中Fe濃度の低減とR-αリポ酸による低減抑制

第2章
市販αリポ酸に含まれるS-αリポ酸の
毒性に関する論文の考察

1. 糖尿病患者に危険な悪玉リポ酸S体の毒性

　糖尿病患者はS-αリポ酸を50％含むαリポ酸ラセミ体サプリメントを摂取すべきでないこと、そして、糖尿病の症状を軽減するためにはR-αリポ酸を摂取すべきであることを明らかとした2001年の研究報告です。

　では、この研究内容の紹介の前に、現在の日本の糖尿病の状況を把握しておきましょう。厚労省の国民健康・栄養調査によりますと、成人の糖尿病患者は2016年時点で1000万人を超えました。予備軍の1000万人を加えると2000万人を超えていて国民の2割が今や糖尿病あるいはその予備軍ということになります。病気になる確率の高い高齢者人口が増え、運動不足や食生活の乱れなどによる肥満人口の増加が原因となり、高齢化の加速によって糖尿病患者数は高い水準で推移するとみられています。

　この研究では、糖尿病モデルマウスを用いてグルコーストランスポーター（GLUT）の膜移動と合成量に関するR-αリポ酸とS-αリポ酸の影響を調べています。

　まず、この研究を理解していただくためのGLUTの説明です。グルコース（ブドウ糖）は、ほとんどの細胞の代謝に不可欠な物質ですが、分子が極性を持っているため、生体の膜を通過するためには特別な膜輸送のためのタンパク質が必要となります。そのタンパク質がGLUTなのです。これまでにGLUTは14種類が同定されていますが、この研究ではGLUT1とGLUT4の膜移動と合成量について調べています。血中のグルコースを脳内に取り込むGLUT1はインスリンでも反応しますが、イン

スリンの有無に関わらずGLUT1は細胞膜上に存在してグルコースを取り込むことができます。赤血球で最も高頻度に発現しており、すべての細胞で、呼吸を維持していくのに必要な最低限のグルコース取り込みに深く関わっています。一方、GLUT4は主に脂肪細胞、骨格筋、心筋に存在していて、インスリンがないとき細胞内に沈んでいますが、インスリンにより細胞膜上へと浮上してグルコースを取り込みます。

　では、L6筋管細胞内のGLUT1の細胞膜への移動における α-リポ酸（2.5mM）の効果です。R-αリポ酸はインスリンと同様にGLUT1の細胞膜への移動をサポートしており、その効果はインスリンよりも高い傾向になることが分かりました。（**図2-1**）

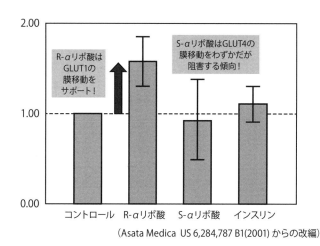

（Asata Medica　US 6,284,787 B1(2001) からの改編）

図2-1　L6筋管細胞内のGLUT1の細胞膜への移動におけるαリポ酸（2.5mM）の効果

　また、GLUT4の場合も同様にR-αリポ酸はGLUT4の細胞膜への移動を促進しています。一方で、S-αリポ酸はGLUT4の膜移動を阻害する傾向がみられています。（**図2-2**）

　次に、L6筋管細胞内のGLUT1とGLUT4の合成量に対するαリポ酸の効果を確認しています。図3に示しますように、R-αリポ酸はGLUT1と

GLUT4の合成を促進する働きがありますが、S-αリポ酸はGLUT4の合成を阻害する傾向にありました。（**図2-3**）

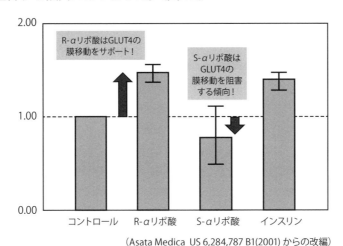

（Asata Medica US 6,284,787 B1(2001) からの改編）

図2-2　L6筋管細胞内のGLUT4の細胞膜への移動におけるα-リポ酸（2.5mM）の効果

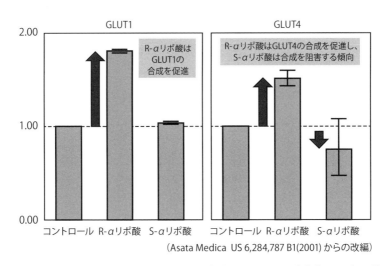

（Asata Medica US 6,284,787 B1(2001) からの改編）

図2-3　L6筋管細胞内のGLUT1とGLUT4の合成におけるαリポ酸（2.5mM）の効果

R-αリポ酸の抗酸化作用に関する検討です。糖尿病患者は酸化ストレ

スが亢進していることが知られています。酸化ストレスとは、「生体の酸化反応と抗酸化反応のバランスが崩れ、前者に傾いた状態」と定義されています。酸化ストレスは、タンパク質、脂質、DNA障害を介して、老化やがん、生活習慣病の病態に関与していると考えられています。そこで、この研究では糖尿病モデルマウスを用いて酸化ストレスマーカーであるカルボニル化タンパク質のαリポ酸の効果を検討しています。検討の結果、眼の水晶体においてR-αリポ酸投与群ではコントロール群に比べてカルボニル化タンパク質の量は減少しましたが、S-αリポ酸投与群で明らかな増加傾向にありました。また、R-αリポ酸投与群では肝臓においてもの抗酸化ストレス作用が示されています。（**図2-4**）

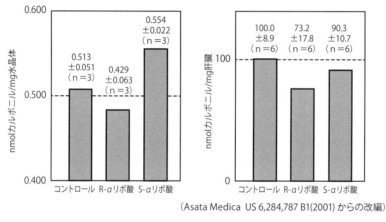

(Asata Medica　US 6,284,787 B1(2001) からの改編)

図2-4　αリポ酸によるカルボニル化タンパク質の変化

また、R-αリポ酸の抗糖化作用についても検討を加えています。糖化ヘモグロビンの評価においてもR-αリポ酸投与群はコントロール群に比べ明らかに減少しており、糖尿病の治癒効果が観られましたが、反対に、悪玉であるS-αリポ酸投与群はコントロール群より増加傾向にあり、糖尿病を悪化させる可能性が示唆されました。（**図2-5**）

最後に、糖尿病モデルマウスを用いて死亡率に対するαリポ酸の効果を検証しています。R-αリポ酸投与群ではマウスの死亡率は33%から

8%まで低下しましたが、S-αリポ酸投与群では反対に死亡率は50%に上昇しています。（**図2-6**）

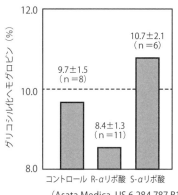

（Asata Medica US 6,284,787 B1(2001) からの改編）

図2-5　αリポ酸によるグリオキシル化ヘモグロビン量の変化

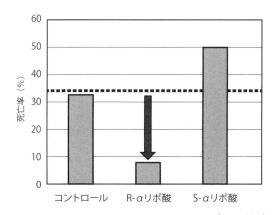

（Asata Medica US 6,284,787 B1(2001) からの改編）

図2-6　S-αリポ酸による糖尿病モデルマウスの死亡率の上昇

　このように、善玉のR-αリポ酸は医薬品としても効果があり、一方で、明らかに悪玉のS-αリポ酸は毒物であることがここに示されています。これでも、日本ではS-αリポ酸を50％含有するαリポ酸（ラセミ体）サプリメントの販売を問題としないのでしょうか？

2.　がんなどの慢性疾患患者に危険なS-αリポ酸の毒性

　がん患者、慢性感染疾患、たとえば、肺結核症のように発症後の経過がゆるやかな疾患、HIV感染症のように感染してから発症までの潜伏期が長い疾患、B型肝炎ウイルスのようにキャリアと発症の区別がつきにくい疾患を持っている患者、また、気管支炎のような気道感染症を繰り返すような患者に対して、S-αリポ酸を50％含むαリポ酸サプリメントを摂取すべきでないことを明白にしている論文があります。ビタミンB1（チアミン）欠損ラットを用いてαリポ酸ラセミ体の問題を暴いた1965年にNatureで発表された研究報告です。尚、Natureは世界最高レベルの研究論文が発表される学術誌ですが、1965年当時もその世界最高峰の学術誌であることに違いはなく、αリポ酸ラセミ体の毒性問題は当時にすでにクローズアップされていたことになります。

　ビタミンB1欠損ラットの各種αリポ酸（ラセミ体、R-αリポ酸、S-αリポ酸）を投与した際、S-αリポ酸投与群とラセミ体投与群はほぼ同様に生存率が低く、S-αリポ酸が持つ毒性をラセミ体に50％含まれる善玉のR-αリポ酸では緩和できなかったと報告しています。一方、S-αリポ酸の毒性はビタミンB1（チアミン）を投与することで防ぐことは出来ています。（**図2-7**）

　この研究結果は過労やがん、慢性疾患によって生体内ビタミンB1量が減少した場合、αリポ酸のラセミ体を摂取すると死亡率が増加することを意味しています。がんや慢性感染疾患のように、全身性の強い消耗を伴う慢性疾患を患う患者も悪玉であるS-αリポ酸を含有するαリポ酸ラセミ体サプリメントを摂取すべきでないことがビタミンB1（チアミン）欠損ラットを用いて明らかにされているのです。

　論文の考察として、S-αリポ酸が示した毒性はビタミンB1（チアミン）の水和体であるチアミンチオールとS体が反応して、脳内で毒性を示す

中間体を生じたためではないか、と推察しています。(**図2-8**)

　さらに、この脳内毒性中間体は脳内におけるチアミンの貯蔵に関与するだけではなく、R-αリポ酸はαケト酸の酸化的脱炭酸反応、たとえば、ピルビン酸からの炭酸ガスと酢酸が生成する反応の補酵素として働くが、その作用の阻害作用も持っているのではないか、とも推察しています。

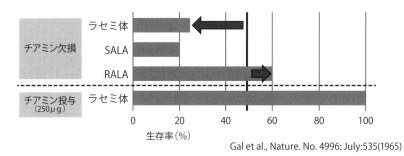

Gal et al., Nature. No. 4996: July:535(1965)

図2-7　ビタミンB1 (チアミン) 欠損ラットによるαリポ酸の毒性評価
（αリポ酸を腹膜内注入した際の生存率 (%)）

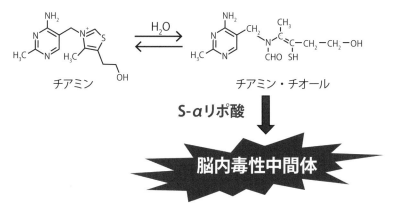

図2-8　ビタミンB1とS-αリポ酸による脳内毒性中間体の形成

3. 脂質異常症、動脈硬化症、虚血・再灌流障害患者に 危険なS-αリポ酸の毒性

　脂質異常症から動脈硬化が進行した際に現れる虚血・再灌流障害に対する善玉のR-αリポ酸と悪玉のS-αリポ酸の影響について検討した1995年の研究報告があります。

　その前に脂質異常症、そして、動脈硬化症から起こる虚血・再灌流障害とはどのようなものか、説明しておきます。脂質異常症から動脈硬化が進行すると、破壊された血管壁の破片が血流に乗って移動し、脳や心臓の微小血管に血栓を生じさせ、その結果、脳梗塞・心筋梗塞を起こしますが、そのしくみの詳細を**図9**に示しました。（**図2-9**）

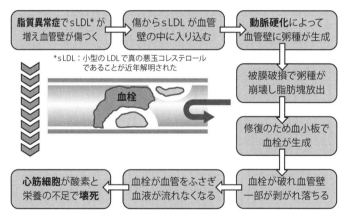

図2-9　脂質異常症 ⇒ 動脈硬化 ⇒ 心筋梗塞となる仕組み

　血栓によって長時間血流が止まることを虚血といい、酸素不足となります。酸素不足になると、当然、エネルギー物質のATPは作られず、周辺の細胞は壊死してしまいます。運よく血流が再開することを再灌流といいますが、再灌流されても血流がうまく元に戻らないとその部位にROS（活性酸素）が発生し、周辺の細胞に障害を与えるのです。こういった一連の障害を虚血・再灌流障害といいます。（**図2-10**）

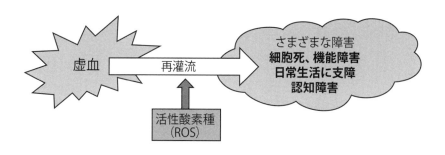

図2-10　虚血・再灌流による活性酸素種の発生と障害

　この報告では、虚血・再灌流障害のモデルとして、ラットの心臓において酸素正常状態から強制的に60分ほど低酸素状態とした後に再び酸素を与えた時の大動脈の血流を検討しています。最初の酸素正常状態の際の大動脈の血流を100%とし、低酸素状態の際にR-αリポ酸とS-αリポ酸をそれぞれ加え、再酸素化時の血流が最初の酸素正常状態の血流にどれだけ近づくかを評価したところ、R-αリポ酸はコントロールに比べ、明らかに血流は改善され、もとの酸素正常状態の血流に近づいていますが、S-αリポ酸の場合はコントロールの血流よりも悪化していることが分かります。（図2-11）

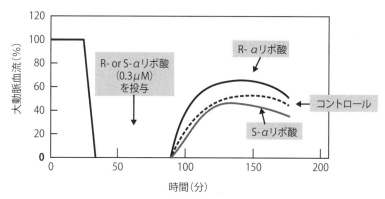

図2-11　再酸素化時の大動脈血流に対するαリポ酸の影響

　このようにS-αリポ酸は虚血-再灌流障害をさらに悪化させ、R-αリポ酸は虚血-再灌流障害の緩和・改善することが明らかとなりました。

　また、この論文では、虚血-再灌流後のATP産生量に対するαリポ酸の影響も観ています。悪玉リポ酸S体はATP産生にまったく影響しませんでしたが、善玉リポ酸R体によってATP産生量は増加することが判明しています。（**図2-12**）

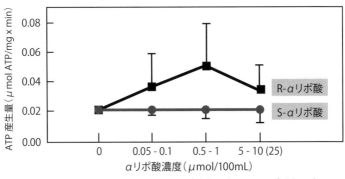

（コントロール（n=4）；R-αリポ酸（n=4）；S-αリポ酸（n=6）

図2-12　虚血─再灌流後のATP産生量

　これらの検討結果をまとめますと、S-αリポ酸は虚血-再灌流後の血流を悪化させ、ATP産生を回復できず、ミトコンドリアの膜流動性を低下させ、ミトコンドリアを劣化させる毒性の高い物質であり、R体は反対に虚血-再灌流障害を緩和・改善し、ATP産生量を増やす効果を持つ物質であることが示されています。スポーツパフォーマンス向上やダイエット効果を期待して、これまで市販のαリポ酸サプリメントを摂取していた人が効果の無さを感じていた理由はここにあります。つまり、悪玉のS-αリポ酸50％が善玉のR-αリポ酸の効果を相殺していたためと推察されます。

　以上、脂質異常症、動脈硬化によって起こる虚血-再灌流障害に対して、S-αリポ酸はさらに障害を悪化させること、一方で、R-αリポ酸は障害を緩和・改善することが明かとなりました。脂質異常症とその予備軍の方々は、αリポ酸ラセミ体配合のサプリメントを避け、必ず、R-αリポ酸サプリメントを選ぶようにしましょう。

4. 肥満患者に危険なS-αリポ酸の毒性

　S-αリポ酸の毒性に関する肥満ラットを用いた1997年の研究報告があります。この報告では、インスリン抵抗性を持つ血糖値のコントロールが難しい肥満ラット骨格筋のグルコース代謝におけるS-αリポ酸の問題を明らかとしています。

　インスリン抵抗性のある肥満ラットへR-αリポ酸とS-αリポ酸を投与し、血漿中のインスリンを調べましたところ、R-αリポ酸を投与することでインスリン濃度を有意に低下させ、インスリン抵抗性が改善しましたが、その一方でS-αリポ酸の投与は逆にインスリン濃度を投与していない肥満ラットよりもさらに有意に上昇させ、インスリン抵抗性を悪化させました。糖尿病患者のみならず、肥満患者も悪玉リポ酸S体を50％含む市販のαリポ酸サプリメントを摂取すべきでないことはこの論文からも明らかです。（**図2-13**）

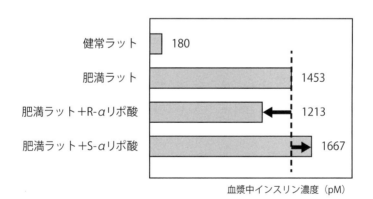

図2-13　R-αリポ酸とS-αリポ酸投与による血漿中インスリン濃度の変化

5. 認知症患者に対するR-αリポ酸の脳機能改善作用と S-αリポ酸の脳機能悪化

　S-αリポ酸を摂取すると脳機能は悪化し、その一方で、R-αリポ酸を摂取すると脳機能は改善するという報告があります。何れも2013年に発表されたもので、その一つは『血管の病』である脳血管性認知症に対するR-αリポ酸の効果であり、もう一つは『脳の病』であるアルツハイマー型認知症に対するR-αリポ酸の効果です。

　その一つ目は、『血管の病』に対するR-αリポ酸の効果を検討した報告です。高血圧自然発症（脳血管障害モデル）ラットを用いS-αリポ酸は脳疾患を悪化させ、R-αリポ酸は改善することを示しています。
コントロールには健常ラットとしてWKYラットを用い、疾患モデルラットにはSHRラットを高血圧自然発症（脳血管障害モデル）ラットとして用いています。それぞれのタイプのαリポ酸を投与し、TBARS測定と画像解析を行っています。

　先ず、過酸化脂質の評価のためTBARS（コラム参照）を測定結果です。Rαリポ酸投与群のみ、脳血管障害モデルラットの酸化ストレスが有意に軽減されることが判明しました。その一方で、S-αリポ酸やラセミ体では有意な効果はまったくみられていません。（図2-14）

5. 認知症患者に対する R-αリポ酸の脳機能改善作用と S-αリポ酸の脳機能悪化

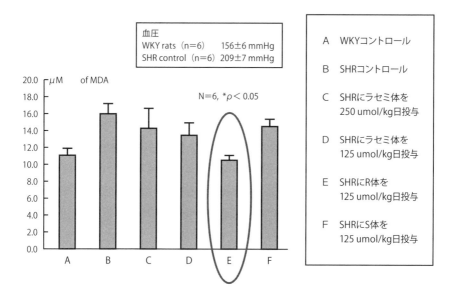

図 2-14　R-αリポ酸投与による酸化ストレスの低減効果（TBARS）

【コラム】TBARS検査とは

　過酸化脂質反応の最終産物を定量化することで生体内の脂質の過酸化の度合いが評価できる。その最も一般的に利用されている検査がTBARS検査（チオバルビツール酸反応性物質検査）である。生体内における過酸化脂質の発生と消去に関する検討において過酸化脂質測定法として汎用されている。

　次に、グリア細胞線維酸性タンパク質（GFAP, glial fibrillary acidic protein）による評価です。脳は神経細胞に加え、グリア細胞や血管内皮細胞などによって構成されていますが、脳の損傷、認知症、プリオン病、多発性硬化症などの神経疾患があるとアストロサイト（星状膠細胞）やミクログリアといったグリア細胞が著しく活性化し、GFAPの発現が増加することが知られています。よって、空間の認識を行う神経細胞の海馬CA1領域や灰白質などのGFAPサイズを調べれば、どの程度、脳が損傷しているかがわかることになります。図15に示しますように、海馬CA1のGFAPサイズの評価結果、R-α リポ酸投与群の脳血管障害モデルラットの脳のGFAPサイズは有意に減少していました。その一方で、S-α リポ酸やラセミ体の場合、GFAPサイズは拡大しており、非天然型の物質であるがゆえの脳疾患を悪化させる危険性が示唆されました。（図2-15）

　海馬CA1領域の画像もご参考にしてください。脳血管障害ラットにα リポ酸のラセミ体やS-α リポ酸を投与するとグリア細胞が活性化し脳疾患が悪化していますが、疾患ラットでありながらR-α リポ酸を投与した場合には健常ラットとほぼ同様な状態まで回復することが分かります。この結果は、善玉リポ酸R体は認知症の改善に働き、ラセミ体や悪玉リポ酸S体は認知症の悪化につながることを意味しています。（図2-16）

　二つ目は、『脳の病』に対するR-リポ酸の効果に関する2013年の報告です。この研究はアルツハイマー病（AD）モデルマウス（3xTg-AD mice）を用いて検討されています。このマウスは約4か月齢から神経細胞内のアミロイド β が蓄積し、記憶力低下が生じてきます。

　なお、こちらの研究はR-α リポ酸の効果のみを実証しており、S-α リポ酸やラセミ体投与との比較はされておりませんので、ここでは簡単に結果のみを示させていただきます。

　ADモデルマウスに対してR-α リポ酸水溶液を飲ませた試験群と水の

5. 認知症患者に対する R-αリポ酸の脳機能改善作用と S-αリポ酸の脳機能悪化

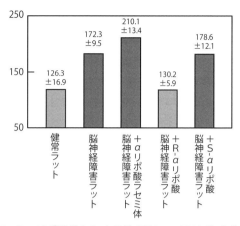

図2-15　R-αリポ酸投与による海馬CA1のGFAPサイズの減少

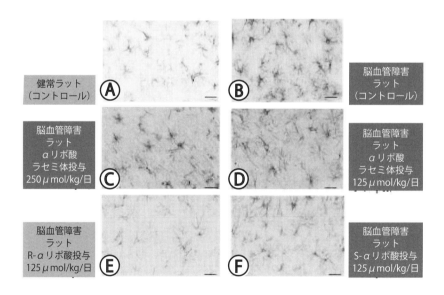

図 2-16　GFAP サイズ海馬 CA1 領域（空間の認識を行う神経細胞）

みを飲ませたコントロール群のどちらにも4週間、自由摂取させてみた結果、R-αリポ酸群は、ADによる脳内へのグルコース取り込み能低下を改善し、ADによって低下したニューロンのシナプス応答を改善すること、つまり、アルツハイマー病症状の改善が観られました。

　これら二つの報告例から、R-αリポ酸はアルツハイマー型認知症と脳血管性認知症のどちらの認知症に対しても症状改善の効果が期待できると考えられます。

第3章
市販αリポ酸が危険な原因は
S-αリポ酸であったことを徹底解明

　なぜ、健康に危害を与える可能性の高い非天然のS-αリポ酸を50％
含有するαリポ酸ラセミ体が食品素材として認められたのか、その真相
に迫ります。

1. αリポ酸サプリメントに対する国民生活センターへの
相談や厚生労働省の警告書

　αリポ酸は注射薬として用いられる医薬品成分なのですが、2004年
の「医薬品の範囲に関する基準」改正によって「医薬品的効能効果を標
ぼうしない限り、医薬品と判断しない成分本質（原材料）リスト」に収
録されたため、「いわゆる健康食品」成分として広く利用されるように
なっています。

　しかしながら、国民生活センターには、αリポ酸を含む「健康食品」
についての相談が。約5年間（2003年4月〜 2008年7月31日までの登
録分）で35件寄せられていて、「飲んだら不整脈が出た」、「吐き気や腹
痛がする」等の危害事例が寄せられています。

　また、平成22年4月に厚生労働省医薬食品局安全部基準審査課長は
（財）日本健康・栄養食品協会理事長に宛てて『αリポ酸（チオクト酸）
を含む「健康食品」について』というタイトルで警告書を送っています。
以下、その内容です。

　『平成21年度厚生労働科学研究において実施された「自発性低血糖

症の実態把握のための全国調査」において、「自発性低血糖症」を発症した患者187名に対しアンケート調査を実施したところ、19名が「健康食品」を摂取しており、内16名がαリポ酸を摂取していることが判明しましたとの情報提供がなされたところである。

　αリポ酸を含むいわゆる健康食品を摂取していて、冷や汗、手足の震えといった症状が現れた場合には速やかに摂取を中止する必要があると考えられる。

　貴会におかれては、あらためて貴会会員、関係団体等に対し、αリポ酸を含有する健康食品を製造する際には、その含有量が医薬品の経口上限摂取量を超えることの無いよう周知すると共に、消費者に対しαリポ酸の摂取により、空腹感、悪心、冷や汗、手足の震え、動悸などの体調変化が生じた場合には、速やかに摂取を中止し、医師等に相談する等注意喚起を行うようお願いする。』

　私のαリポ酸を取り上げたセミナーや講演会では、必ず、「もともと、人体の中に存在する天然のR-αリポ酸は糖代謝、そして、抗酸化に必須の物質なので、このような症状がでることはおかしいと思いませんか？」と聴講者に、まず、問いかけています。次に、「現在販売されているαリポ酸は生体内にある善玉リポ酸である天然のR体と生体内にない悪玉リポ酸である非天然のS体が半々のラセミ体です。生体内に異物（S体）を入れているのが問題なのでは、と思いませんか？」との自説を投げかけています。そして、これまでのインビトロ（試験管内）やインビボ（生体内）のαリポ酸ラセミ体やS体の毒性や無効果に関する研究やR体の効能効果に関する研究の報告を紹介し、さらには、私たちの研究グループがこれまでに得てきたS体の問題（生体内でインスリンやアルブミンと反応して異物を作るなど）を説明しています。

　今現在でも、αリポ酸サプリメントで日常的に人の健康に危害を与える問題が起こっております。日本において、この問題の解決に取り組ん

でいるのは、唯一、私たちの研究グループであり、解決する使命を与えられていると考えています。

　以下、このようなαリポ酸の健康危害の問題は、実は、市販されているαリポ酸サプリメントに使用されているαリポ酸は非天然のS-αリポ酸を50％含むラセミ体であり、そのS-αリポ酸が原因であったことを解明していきます。

2.　αリポ酸の安全性を示す報告と危険性を示す報告、どちらが正しいのか？

　αリポ酸は、コエンザイムQ10やL-カルニチンと同様に厚生労働省によって2004年に医薬品から区分変更され、食品に利用できるようになった機能性素材であり、糖代謝の促進によるエネルギー産生や抗酸化作用が注目されています。しかしながら、現在、市販されているαリポ酸サプリメントには天然型のR-αリポ酸と非天然型のS-αリポ酸を50%ずつ含んでいるラセミ体が使用されているものがほとんどです。もちろん、天然型のR-αリポ酸を使用しているサプリメントや食品に何ら問題はありませんが、非天然型のS-αリポ酸を含有しているとなれば健康への有効性ではなく健康に危害を与える危険性があるのです。

　医薬品への配合であれば臨床試験に基づく摂取制限があるため、S-αリポ酸に副作用があってもなんら問題にはなりません。しかし、摂取量の制限ができない食品となると話は違ってきます。そこで、ここではR-αリポ酸のことを善玉リポ酸、S-αリポ酸のこと、あるいは、S-αリポ酸を50％含んでいるラセミ体を悪玉リポ酸と呼ぶ場合があります。

健常な動物試験でαリポ酸ラセミ体に毒性はなく安全であったとの報告

　これまでに知られているαリポ酸ラセミ体の安全性についてはCremerらの報告があります。ラット単回投与試験におけるLD50値は2000mg/kg以上、Ames試験でも変異原性は示さない、また、4週間のラット反復投与試験でも無毒性量（NOAEL）は61.9mg/kg/日であり、安全であることが報告されています。さらにCremerらは、ラットに大容量のαリポ酸ラセミ体（20~180mg/kg）を2年間に渡り、経口投与させても毒性に基づく血中パラメーターや臓器に異常は認められなかったと報告しており、この検討ではαリポ酸ラセミ体の安全性は十分に示されているようにみえます。これが厚生労働省によってαリポ酸ラセミ体を食品

素材として認められた理由です。

疾患モデルの動物試験ではαリポ酸ラセミ体を摂取すると死亡率は上昇する！

　第2章でも紹介しましたが、αリポ酸ラセミ体が安全な食品素材だとする報告の一方で疾患モデルの動物試験ではαリポ酸ラセミ体を摂取すると死亡率が上昇するという数多くの報告があります。実際に、様々なαリポ酸に関する論文を調べていくとS-αリポ酸やラセミ体の毒性を問題視する報告も少なくないのです。Wesselらによると、糖尿病モデルマウスを用いた実験でR-αリポ酸投与による死亡率低減とS-αリポ酸投与による死亡率上昇が確認され、糖尿病に対するR-αリポ酸の治癒効果とともにS-αリポ酸の毒性（危険性）も明らかとされています。

αリポ酸は安全だとする報告と危険だとする報告、一体、どちらが正しい？

　S-αリポ酸を含有するαリポ酸ラセミ体は安全であるというCremerらの安全性評価とS-αリポ酸摂取による死亡率上昇というS-αリポ酸の毒性を示すWesselらによる危険性評価、はたして、どちらが正しいのでしょうか？

　結論から言うと、実はどちらも正しい研究報告であると考えられます。ただ、その違いは健常な動物を使った実験なのか、糖尿病を誘発させた疾患モデル動物を使った実験なのか、ただそれだけの違いでまったく反対の結果となったわけです。

　Wesselらの検討が、もしヒト試験であったとしたら（もちろん、ヒトの死亡率評価はできませんが）、そして、S-αリポ酸を含むサプリメントで死亡率が高まるとしたら、恐ろしいことだと思いませんか？　つまり、αリポ酸ラセミ体サプリメントの摂取は健常人にとって健康増進効果はあるものの、糖尿病患者が摂取するとマウスと同様に死ぬ確率が高まる可能性のあることが示されているのです。

非天然のS-αリポ酸が人体へ悪影響を及ぼしていることに関する仮説

　40億年前の生命誕生から今日までの生命体を形成していく過程で、生体に悪影響を及ぼす可能性のある非選択的不可逆反応は排除されていったであろうと考えられます。非選択的不可逆反応とは無作為に体の物質同士が反応して形を変えてしまい生体恒常性を維持できなくなる反応のことです。詳細についてはコラムをご参照ください。

　生体内に存在している様々なタンパク質は天然のアミノ酸から作られています。したがって、生体内タンパク質とR-αリポ酸はどちらも天然物質同士で同じ体内に存在していますので、生体恒常性を保つためには、互いに不利益を被るような非選択的不可逆反応（コラム参照）は進化の過程で排除されているはずです。

【コラム】非選択的不可逆反応とは

　非選択的反応とは、反応部位を多く含む場合にランダムに進行する反応であり、不可逆反応とは化学反応のうち、正反応のみが起こり、逆反応が起こらないため、一方向にのみ進行する反応です。たとえば、血糖値の高い糖尿病患者にみられるブドウ糖や糖変性物による生体内タンパク質の変質、糖化最終産物（AGEs）は非選択的不可逆反応である糖化反応によるものです。

　一方、人工的に作り出された非天然体のS-αリポ酸はもともと生体内にないので、天然のタンパク質の非選択的不可逆反応が起こる可能性は極めて高く、生体維持に対する悪影響は排除されていないのではないか、との仮説です。

非天然のS-αリポ酸の悪影響を立証する研究から導き出した結論

　繰り返しになりますが、Wesselらは糖尿病モデルマウスに非天然体のS-αリポ酸を投与すると死亡率が上昇するというS-αリポ酸の危険性を明らかにしています。この試験はマウスではなくヒト（糖尿病患者）によるインビボ（生体内）試験はできません。そこで、私たちははいくつかのインビトロ（試験管内）試験を行いました。そして、それらの試験結果から『糖尿病患者のみならず、血行の悪いメタボリック症候群、脂質異常症や高血圧などの疾患を持つ方々にとっても、αリポ酸ラセミ体サプリメントを摂取することで、動脈硬化、心筋梗塞、脳梗塞、脳卒中などを招くリスクは非常に高くなる』との結論を導き出すことに成功しました。以下、その検討内容と結果です。

3. 疾患モデルマウスの死亡率上昇の機構解明で S-αリポ酸の危険性を暴く

R-αリポ酸とS-αリポ酸の生体吸収性は本当に異なるのか？

　まず、私たちはR-αリポ酸とS-αリポ酸の吸収性に関する論文に注目しました。その一つ目は、米国ゲロノバ社の2008年の報告です。健常人がR-αリポ酸とS-αリポ酸を摂取した際の吸収性を比較しています。確かにR-αリポ酸とS-αリポ酸、そして、ラセミ体（R体とS体が50％ずつ）のナトリウム塩を経口摂取しますと、R-αリポ酸単独で摂取した場合にそのR-αリポ酸の血中濃度は最も高くなっています。（**図3-1**）

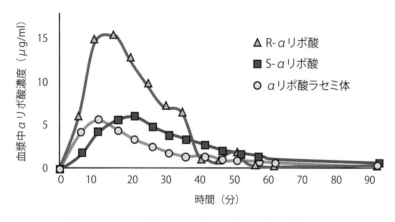

図3-1　R-αリポ酸、S-αラセミ体の生体吸収性の比較

　そこで、我々は、R-αリポ酸とS-αリポ酸の生体吸収性に本当に差があるのかどうかを調べるために、ラットへの単回経口投与による血漿中αリポ酸の濃度変化を検討しました。その結果、確かに、図3-2と図3-3に示しますように、同じ量のR-αリポ酸とS-αリポ酸を経口投与したにもかかわらず、血漿中濃度はCmaxとAUCともに明らかに大きな違いがあり、前述のヒト試験と同様に、血漿中のR-αリポ酸の濃度はS-αリポ酸よりも遥かに高いことが示されました。（**図3-2**）

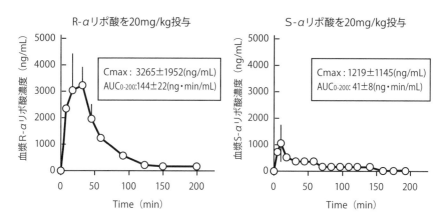

図3-2 ラットにαリポ酸を経口投与した際の血漿中αリポ酸濃度変化

　S-αリポ酸が本当に生体内に吸収されにくいのであれば、S-αリポ酸による健康上の問題はないことになります。同じ形をして同じ分子量の水への溶解度も同じ物質がこれほどまでに本当に吸収性が異なるのでしょうか？

非天然で健康上のリスクがあるS-αリポ酸も生体には吸収されている！

　そこで、私たちはR-αリポ酸とS-αリポ酸の生体吸収率と生体利用率に違いがあるのではないかと考えました。すなわち、S-αリポ酸はR-αリポ酸と同様の生体吸収率でありながら、S-αリポ酸は吸収されて血中に取り込まれた際に何らかの理由で消失し、生体利用率が低下するのではないかと仮説を立てたのでした。

　その仮説を立証するため、私たちは、まず、生体外（in vitro）試験としてヒト結腸癌由来の細胞株であるCaco-2細胞を用いて生体吸収率の評価を行なってみました。その結果、予想通り、S-αリポ酸とR-αリポ酸は何れも時間依存的に細胞透過量が増加し、取り込み量もほぼ同じで、生体吸収率にS-αリポ酸とR-αリポ酸の間に有意差は無いことを確認しました。

　次に、私たちは、生体内（in vivo）試験として、ラットを用い、胃腸吸収部位からのS-αリポ酸とR-αリポ酸の吸収速度の比較を行ないました。ラット（体重230-240g）をペントバルビタールで麻酔後固定し、腹部正中線に沿って開腹しました。胆汁による影響を避けるために胆管を糸で結紮後、胃は食道下部と十二指腸上部に、小腸は幽門部と回盲接合部にカテーテルを挿入・結紮しました。還流液は37℃の試料溶液100mLを10mL／minの速度で還流し、経時的に100μLの還流液を採取し、還流液中のαリポ酸濃度の変化をHPLCで追跡しました。αリポ酸濃度の減少速度を調べれば、生体内への吸収速度が測定できるからです。その概略図は図3-3で示しています。（図3-3）

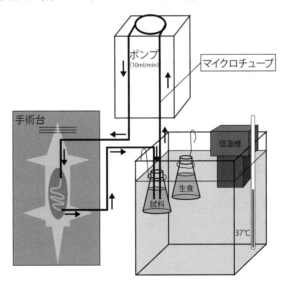

図3-3　R-αリポ酸およびS-αリポ酸の吸収速度測定の概略図

　還流液中のR-αリポ酸とS-αリポ酸の濃度をそれぞれプロットし、その傾きから消失速度定数、すなわち、吸収速度定数を算出したところ、S-αリポ酸とR-αリポ酸の吸収速度にまったく有意差はないことを確認しました。つまり、生体内と生体外の試験で、私たちは、R-αリポ酸もS-αリポ酸もその腸管からの吸収速度に差はなく、同様に吸収されていくことを確認しました。（図3-4）

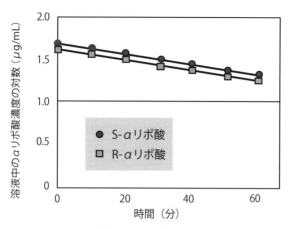

図3-4　R-αリポ酸とS-αリポ酸の吸収速度の比較

非天然のS-αリポ酸は血液中アルブミンと反応して不溶性の異物を形成する！

　私たちのラットの試験や米国ゲロノバ社のヒト試験で明らかにR-αリポ酸とS-αリポ酸を摂取すると血液中の濃度が高まるのはR-αリポ酸のみでした。ということは、S-αリポ酸は血液中に入ると瞬時に消失することを意味します。なぜでしょうか？

　私たちは、血液中のアルブミンがS-αリポ酸消失の原因物質ではないかと疑いました。アルブミンは「血清」に含まれているタンパクの主成分の一つで、血液の浸透圧の保持やビリルビンや遊離脂肪酸などの物質の保持や運搬の役割を持っています。アルブミンは血液中のタンパク質の約7割を占めています。そして、生体内のアルブミンの70%は還元型で反応性の高いチオール基をもっています。そこで、アルブミンは、同様に反応性の高いジチアン環をもつα-リポ酸と反応しやすいのです。

　R-αリポ酸とS-αリポ酸は何れも生体内に吸収され、血液中に進入すると、血液中のタンパク質の7割を占めるアルブミンと出会うことになります。もともと天然のR-αリポ酸は血液中に存在するアルブミンと出会っても、生体機能の維持に不利な反応は排除されているはずですが、

非天然のS-αリポ酸とアルブミンが血液中で不利益な反応を起こし、異物に変化して、生体機能維持に悪影響を与えているのではないだろうか？
　と私たちは推察しました。そこで、その推察が正しいかどうか確かめるため、アルブミンに対するR-αリポ酸とS-αリポ酸の反応性の違いを調べる目的で、それぞれ10mgを5%ヒトアルブミン水溶液5mLに加え撹拌し、その様子を観察しました。その結果、予想通り、R-αリポ酸は均一に溶解したままの状態でしたが、S-αリポ酸はヒトアルブミンと不可逆的な反応が進行したと思われ、大きな凝集物が生成しました。（**図3-5**）

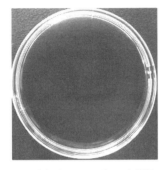 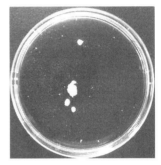

R-αリポ酸／ヒトアルブミン水溶液　　　　S-αリポ酸／ヒトアルブミン水溶液

図3-5　R-αリポ酸およびS-αリポ酸のヒトアルブミン水溶液への溶解性

　ヒトアルブミンとS-αリポ酸の反応によって得られた不溶凝集物を分析したところ、未反応のS-αリポ酸は検出できませんでした。そして、それぞれの水溶液のR-αリポ酸とS-αリポ酸の濃度を調べたところ、同じ量を添加したにもかかわらず、S-αリポ酸濃度はR-αリポ酸濃度よりもはるかに低いことが明らかとなりました。この結果は、S-αリポ酸のみがアルブミンと非選択的な不可逆の反応を起こして、不溶性の凝集物が生成することを意味しています。

　これらの検討結果を総括するとS-αリポ酸とR-αリポ酸は何れも同じ吸収率で生体内へ吸収されると推察されます。しかし、血液中に取り込まれた後にS-αリポ酸のみアルブミンと不可逆的な反応によって不溶性

物質を形成して消失し、S-αリポ酸の生体利用率（血中濃度）は低下したものと考えられます。

S-αリポ酸からの不溶性凝集物は脳梗塞や心筋梗塞、腎機能障害を引き起こす

　このような反応が血液中で起きているのです。S-αリポ酸摂取によって得られた不溶性凝集物は、糖尿病、メタボリック症候群、脂質異常症、高血圧患者など血糖値や中性脂肪値が高いために血行の悪い血液やプラークや血栓などが出来やすい血管に悪影響を与え、脳梗塞や心筋梗塞等を招く危険性があると考えられます。さらにこのような不溶性凝集物は腎機能や肝機能に悪影響を与える可能性もあります。（**図3-6**）

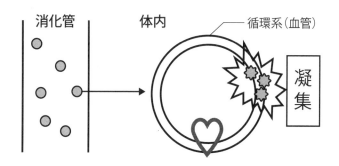

図3-6　循環器系におけるS-αリポ酸とアルブミンとの反応による凝集物の形成

　実際に、これまでの学術的な報告の中にも、この我々の推察を支持する報告があります。αリポ酸ラセミ体をマウスに混餌摂取させた試験の血液性化学検査値において、尿酸やカリウムが有意に上昇したという報告ですが、その考察として"何らかの要因で腎臓に不溶物質が沈着・蓄積し、糸球体の濾過機能に異常がみられる"といったαリポ酸ラセミ体の腎機能障害の可能性が指摘されているのです。

生命の危険を生じる腎機能障害とは

　腎臓の血液のろ過は、毛細血管からなる糸球体によって行なわれているのですが、この糸球体は左右の腎臓に約100万個ずつ存在しています。糸球体とは、多くの小さな穴があいた毛細血管で、微小の塊となったもので、血液に含まれる水分はこの毛細血管からその周辺部に位置する尿細管に漏れ出すようになっていて尿が作られているのです。

　尿中に大量のタンパクが出て、体内のタンパクが減ることにより体にさまざまな不具合が生じる状態をネフローゼ症候群といいます。腎臓が正常であると、糸球体のろ過機能によって水分と小さな分子のみが尿細管に移動し、アルブミンなどのタンパクや血液細胞が漏れ出すことはありません。タンパクが尿に漏れ出す腎機能障害には糸球体が炎症を起こした糸球体腎炎（腎炎症候群）と糸球体の毛細血管損傷を受けるネフローゼ症候群があります。いずれの場合も糸球体が損傷を受け、その傷ついた糸球体の細胞が蓄積すると、毛細血管は圧迫され、血液のろ過が妨げられて、結果、腎機能は低下していきます。糖化タンパクや薬剤が原因の腎障害として特に注意が必要なネフローゼ症候群は重症化すると糸球体が線維化して腎不全へと発展し、死に至ることもあるのです。

では、どのような物質が糸球体損傷の原因となるのでしょうか

　大きく関与している原因の一つに血管内の糖化タンパク質（AGEs）の増加があります。糖尿病状態では、体内のタンパクが過剰なブドウ糖による非酵素的な非選択糖化反応によってAGEsが生成します。AGEsを分かりやすく表現すると、ブドウ糖が見境なくタンパク質にくっ付いたものです。AGEsが増えると糸球体は硬化損傷していきます。このことを糸球体硬化症といいます。その結果、腎機能は低下することになります。ここで、天然のR-αリポ酸は血液中の過剰なブドウ糖を減少させる抗糖化作用がありますので血液中AGEsを減少させ、腎機能の低下を抑制する作用があります。

　そして、もう一つの原因、それは、血管内に進入した水溶性異物の不溶性物質への変化があるのです。脂溶性物質（脂質）とタンパクによる非酵素的非選択的な反応による不溶性の血液の粘性を上昇させる物質の形成、そして、糖質と脂質による不溶性物質の形成が腎機能障害の糸球体損傷の原因となっていると考えられます。

腎機能障害を引き起こす原因はS-αリポ酸とアルブミンによる
血液中不溶性凝集物

　αリポ酸のラセミ体を摂取すると腎機能に障害がでることは既に知られています。糖の代謝を促進してエネルギー産生を補助する機能性物質として知られるαリポ酸と血液中のアルブミンの反応生成物です。生体内に存在する天然のR-αリポ酸は糖の代謝に関与しエネルギー産生を補助する機能を持っているのですが、サプリメントで一般に利用されている非天然のS-αリポ酸を50％含むラセミ体の場合は血液中に入ると、そのS-αリポ酸がアルブミンと反応して不溶性物質を形成します。つまり、このS-αリポ酸が腎機能障害の原因なのです。

　S-αリポ酸とアルブミンの反応生成物と同様に、腎機能障害をもたらす糖質と脂質の複合体があります。血液内に存在するコレステロールの糖質であるβ-シクロデキストリン（以下、CD）による包接複合体です。グルコースの数がそれぞれ6個、7個、8個で環状になったオリゴ糖（CD）をα、β、γ-CDと呼んでいます。その中で、γ-CDは腸管内で消化酵素のアミラーゼによって分解されるので生体内に入ることはありません。α-CDとβ-CDは難消化性のデキストリンです。α-CDは腸管内で胆汁成分であるレシチンと不溶性の包接複合体を形成し、未包接のα-CDは腸内細菌で資化されますので生体内に入ることはありません。一方、β-CDは僅かですが生体内に入ってしまいます。そして、β-CDは血液中でコレステロールと出会うと不溶性の包接複合体を形成します。これが、大量にβ-CDを摂取した時に発症するネフローゼの原因であり、イヌを使った動物実験で実証されているのです。つまり、血液中で不溶物質を形成すると

腎臓の糸球体を損傷し、腎機能障害に導かれてしまうのです。（**図3-7**）

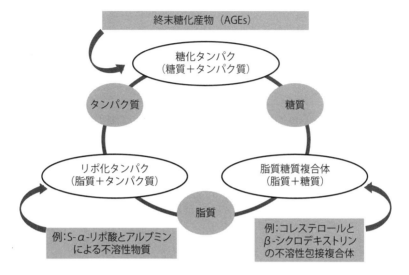

図3-7　血液中で発生する糸球体損傷を引き起こす不溶性物質

　日本ではαリポ酸ラセミ体は食品機能性素材として認められており、β-CDも食品添加物として認められていますが、そのような物質の大量摂取は腎機能障害を起こし生命の危険を生じる可能性のあることを知っておきましょう。そして、αリポ酸を摂取する際にはR体を、そして、CDを食品添加物として利用したいときにはβ-CDではなくα-CD、あるいは、γ-CDを選択するようにしましょう。

S-αリポ酸が低血糖症の発症原因

　αリポ酸のサプリメントを摂取した際に、低血糖を起こすことがまれにみられることから問題となっています。厚生労働省からも、この問題に対して、低血糖症の症状が見られたときはすぐに服用を止めるようにと通達がありました。

　まず、現在考えられている低血糖症が起こる推定機構を説明します。その機構の最初の段階はインスリンとαリポ酸のSH基の反応によるも

のと考えられています。インスリンは、ブドウ糖を集め、グリコーゲンにして筋肉や肝臓に貯蔵することで血糖値を下げるために、すい臓（ランゲルハンス島）から分泌されていますが、2本の鎖が絡み合った構造をしています。

　αリポ酸のSH基がインスリンの鎖の結合部を切断すると、2本に分離した鎖の一部はHLA遺伝子を持つ特定の白血球の型と結びつきやすくなります。そして、結びつくと異物（抗原）として認識され、その抗体が作り出されます。その抗体は、血中で正常なインスリンと結合し、インスリンの働きを抑えます。そこで、インスリンが少なくなったと判断したすい臓は、血糖値を正常に保つため新たなインスリンを分泌します。一方で、抗体とインスリンとの結合は緩く、インスリンは簡単に脱離します。その結果、大量のインスリンによって低血糖になると考えられているわけです。

　このHLA遺伝子と呼ばれる白血球の型は東アジアに特徴的なのです。日本人の場合、この型を持つ人は約8%いますが、欧米人の場合には人口の1%に満たないことがわかっています。つまり、αリポ酸による低血糖の問題は日本人にあるのです。

　他にもSH基を持つ医薬品やサプリメントで発症が確認されています。よって、確かにSH基がインスリンの2本の鎖の結合部を切断して、2本の鎖が分離されることが原因と考えられます。しかしながら、αリポ酸は、もともと生体内で生産されているものですので、本当にαリポ酸が原因であれば、この白血球の型を持つすべての人は低血糖になる危険性があることになるわけです。

日本人の8%は生まれた時から低血糖症になる危険性があるのか？

　インスリンは、天然のアミノ酸が配列されたタンパク質の天然キラル分子であり、一方、生体内にもともと存在するαリポ酸も天然型のR-α

リポ酸のみです。そこで、私たちは、ラセミ体のαリポ酸サプリメントで、低血糖症を発症する原因は非天然のS-αリポ酸が原因ではないかと仮説を立てたのです。

　まず、ドッキングシュミレーションソフト（MOE）を用いて、R-αリポ酸とS-αリポ酸がインスリンにどのように近づいてくるか、水素結合形式（弱い結合）について計算しました。すると、予想通りの結果が得られました。

　R-αリポ酸は、カルボキシル基がインスリンのArg22のアミノ基と水素結合し、Glu17のカルボキシル基とも水素結合していました。一方、S-αリポ酸は、カルボキシル基がインスリンのGlu20のアミノ基とGlu21のカルボキシル基と水素結合していたのです。（**図3-8**）

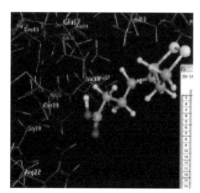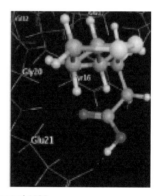

ドッキングシミュレーションソフトMOE

図3-8　インスリンとR-αリポ酸（左）、および、S-αリポ酸（右）の水素結合形式

　そして、上部に位置しているαリポ酸がR-αリポ酸で下部のαリポ酸がS-αリポ酸であり、インスリンに安定に水素結合によって接近する部位はこのようにR体とS体では異なっているのです。ということは、αリポ酸のカルボキシル基から離れた位置にあるSH基とインスリンの鎖の結合部位との位置関係もR体とS体では異なるということで、非天然のS体はインスリンと不自然な結合をしていると考えられたのです。（**図3-9**）

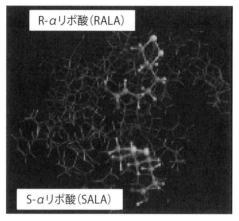

ドッキングシミュレーションソフトMOE

図3-9　R-αリポ酸とS-αリポ酸ではインスリンとの結合部位が異なる

　天然型のR-αリポ酸と非天然型のS-αリポ酸ではインスリンへの近づき方、つまり、R体とS体はインスリンとの結合の仕方に違いのあることが確かめられたのです。

S-αリポ酸のみがインスリンと反応して不溶性の凝集物を形成する

　そこで、次に、ヒトインスリンを用いてその水溶液にR-αリポ酸とS-αリポ酸を添加すると、どのようになるのかを検討してみました。その結果、S-αリポ酸を添加するとアルブミンの場合と同様に凝集現象が観られたのです。その一方、R体を添加しても凝集は観られていませんでした。そこで、その凝集現象を濁度として数値化したのが図3-10です。S体の場合、時間の経過とともに650nmの吸光度が増加しています。一方、R体に大きな変化はありませんでした。（**図3-10**）

　それは、目視でも確認できました。S体を添加すると10分後で既に濁度は確認でき、120分後には比較的大きな凝集物が生成していました。（**図3-11**）

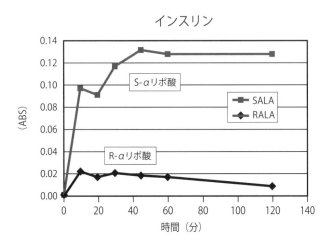

図3-10　S-αリポ酸とインスリンによる凝集現象（吸光度による濁度の数値化）

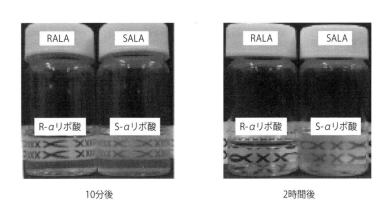

図3-11　インスリンとS-αリポ酸の凝集現象（目視）

S-α リポ酸はアルブミンとインスリンのどちらにも反応して不溶性凝集物を形成する

　私たちの研究で血中のヒトアルブミンとS-α リポ酸が凝集物を形成することを確認し、糖尿病や脂質異常症、そして、腎機能に問題のある方々

にとって、市販されてるS-αリポ酸を50％含有するαリポ酸サプリメントを摂取することが腎機能障害や動脈硬化症を引き起こす危険性のあることを明らかとしました。さらに判明したことは、非天然のS体は血中のヒトアルブミンにとどまらず、インスリンに対しても反応して凝集物を形成することが判明しました。アルブミン水溶液とインスリン水溶液にS体を添加した際の凝集現象を濁度評価した結果を**図3-12**に示しておきます。（**図3-12**）

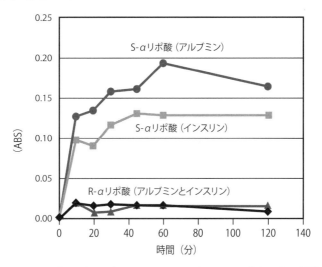

図3-12　アルブミンおよびヒトインスリンとS-αリポ酸による凝集現象
（吸光度による濁度の数値化）

　この結果から、S体はインスリンと反応し（結合し）、できた物質は異物（抗原）として認識され、その抗体が作り出されたと考えられます。そうであるなら、前述の機構通り、その抗体は、血中で正常なインスリンと結合し、インスリンの働きを抑えます。そこで、すい臓は、血糖値を正常に保つため新たなインスリンを分泌します。一方で、抗体との結合は緩く、インスリンは簡単に脱離します。その結果、大量のインスリンによって低血糖になったと考えられます。

　ただ、この仮説を証明するために前述の特殊な白血球の型を持ってい

るヒトによる臨床試験は行えません。しかし、これらの結果で、αリポ酸による低血糖の問題はラセミ体のS体が原因である可能性は十分に高いと考えられます。

S-αリポ酸を含む市販のαリポ酸は高血糖症と低血糖症に悪影響がある

これまでにαリポ酸の研究報告において、低血糖症ではなく高血糖症に関する報告は幾つかあります。糖尿病モデルマウスの実験において、R体は摂取すると死亡率が低下し、糖尿病の治癒効果のある物質、一方、S体は摂取すると死亡率が大幅に上昇する毒物であることが示されています。

この低血糖症と高血糖症（糖尿病）は相反する症状ですが、いずれもインスリン制御の問題なのです。非天然体のS体がインスリンと反応することで、場合によってはインスリン過剰に、場合によってはインスリン不足になってしまい、それぞれ、起こる症状と考えられるのです。

L-カルニチンと同様にαリポ酸も天然型R-αリポ酸を使用すべき

カルニチンはαリポ酸と同じように医薬品から区分変更され食品に利用できるようになった機能性素材ですが、鏡像異性体であるD-カルニチンは、非天然物質としての副作用が指摘され、いまでは、ラセミ体のDL-カルニチンではなく、天然の"L-カルニチン"が一般的に使用されています。同様にαリポ酸の場合にも非天然のS-αリポ酸を50％含むラセミ体、いわゆる"悪玉リポ酸"ではなく、天然のR-αリポ酸、いわゆる"善玉リポ酸"を一般的に利用すべきなのです。そこで、αリポ酸のサプリメントはラセミ体ではなくてR-αリポ酸のみが含有されているαリポ酸サプリメントであることを消費者個人個人が確認して購入するように心がける必要があります。

第4章
安定性を高め吸収性を高めた吸収型
R-αリポ酸の開発とその効能評価

1. 安定性を高め吸収性を高めた吸収型R-αリポ酸の開発

　健康食品大手というだけで、一般消費者は、現在でも何知らずにダイエット（痩身）や美容などを目的に、危険な悪玉のS-αリポ酸を含有する市販αリポ酸サプリメントを購入し続けています。なぜ、このような肥満、糖尿病、脂質異常症、動脈硬化症、認知症などのさまざまな疾患をもつ人々の死亡率が高まる危険性のある成分が厚労省によって認められたのか、なぜ、S-αリポ酸は毒性を持つのか、これまでの研究報告と自社での研究で判ってきたことを第1章から第3章まで詳しく説明してきました。

　では、なぜ、生体内で利用されている天然の有益なR-αリポ酸が機能性成分のみを厚労省は認可せず、R-αリポ酸とともに非天然体のS-αリポ酸を50％ずつ含むラセミ体の形で厚労省はαリポ酸を認可したのでしょうか？

　その理由の一つにR-αリポ酸の安定性がラセミ体と比較して低く、食品や製剤へ効率よく利用することが困難なことが挙げられます。

　R-αリポ酸は、熱、光などの外部刺激を与えることにより急速に分解し、粘着性を有する不溶性ポリマー凝集物に変化します。また、この凝集物は摩擦熱、圧縮、低pH環境下でも生成しますので、サプリメントとしてのカプセルや錠剤を作る時だけでなく、摂取した後に胃を通過する際にも胃酸によって分解されてしまいます。

　そのような状況の中、いち早く、毒性の強い非天然のS-αリポ酸を含有するラセミ体の危険性を問題視した米国では、ラセミ体ではなく、R-αリポ酸の安定性を改善したR-αリポ酸のナトリウム塩が開発され、その利用が増えつつあります。

　しかしながら、R-αリポ酸のナトリウム塩（NaRALA）はR-αリポ酸に比較すれば安定性は向上しているものの、その安定性は十分であるとは言い難いものです。そこで、私たちの研究グループは、食品に利用可能な三種の天然型シクロデキストリンであるαオリゴ糖、βオリゴ糖、γオリゴ糖を用いてR-αリポ酸の包接安定化を検討しました。

　その結果、γオリゴ糖が最もR-αリポ酸の包接安定化に適していて、熱に対しても、そして、強い酸性下でも図4-1と図4-2で示すように、R-αリポ酸のナトリウム塩（NaRALA）よりもγオリゴ糖包接体（RALA-γCD）の方が安定であり、しかもR-αリポ酸を100%安定化できることを確認したのでした。（**図4-1,4-2**）

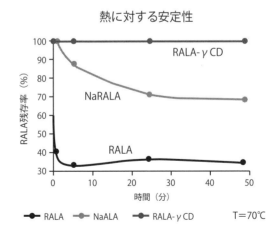

図4-1　γCD包接化による熱に対するR-αリポ酸の安定性向上

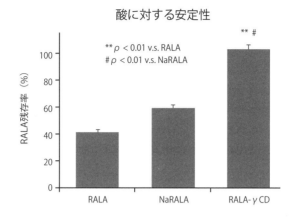

図4-2　γ-CD包接化による酸に対するR-αリポ酸の安定性向上

　実際に、R-αリポ酸は胃酸のような強酸性水溶液中で不溶性ポリマー凝集物を形成していますが、Rαリポ酸-γオリゴ糖包接体は均一に分散することが確認できています。（**写真4-1**）

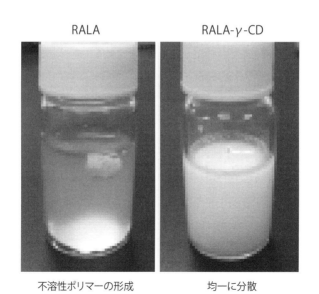

写真4-1　酸性水溶液中でのR-αリポ酸およびR-αリポ酸γ-CDの様子

　そこで、さらに私たちは、安定性を高めたR-αリポ酸γオリゴ糖包接体を用いてヒト試験によるR-αリポ酸の生体利用能を検討しました。2群によるクロスオーバー試験を研究のデザインとし、健康な成人ボランティア6名（健常人、男性）を対象として3名ずつ、R-αリポ酸単体（RALA）、あるいはR-αリポ酸γオリゴ糖包接体（RALA-γCD）（各600mgR-αオリゴ糖相当）を水で経口投与しました。投与後、5、15、30、45、60、120、180分に肘静脈採血（各5mL）を行いました。尚、同意取得時に問診にて適格性を確認し、登録後、投与開始直前に血糖値を測定し、基準に満たない場合は中止としました。（**図4-3**）

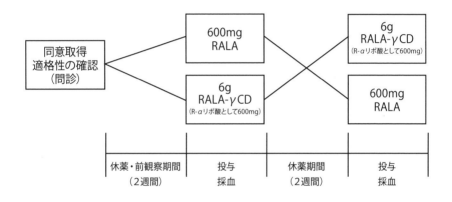

図4-3　R-αリポ酸-γCDのヒト吸収性試験のフローチャート（試験全期間：30）

　ヒト試験の結果、RALA-γCD経口投与による血中R-αリポ酸のAUCとCmaxは未包接のR-αリポ酸と比較し2.5倍であり、γオリゴ糖包接化によって生体利用能が向上することを明らかとしました。（**図4-4**）

　ラセミ体のαリポ酸を経口摂取した論文を紹介しましたが、ラセミ体を摂取した場合にはR-αリポ酸もS-αリポ酸も吸収されますが、S-αリポ酸は血液中のアルブミンと反応して消失します。残りのR-αリポ酸の生体吸収率は胃酸に対して安定性が低いために3分の1以下です。そこ

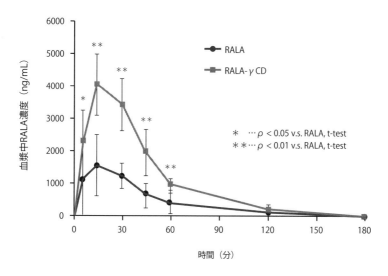

図4-4　R-αリポ酸およびR-αリポ酸-γCDの単回経口摂取後の
　　　　血中R-αリポ酸濃度の推移

で、γオリゴ糖で包接されていない市販されているαリポ酸ラセミ体の
サプリメントとR-αリポ酸γオリゴ糖包接体を含有するサプリメントの
吸収性の違いは……

　2.5× 2 × 3 ＝15倍

の差があることになります。このように今では吸収性の高いR-αリポ酸
のサプリメントが完成しているのです。

2.　R-αリポ酸γオリゴ糖包接体による健康増進作用の評価

1)　R-αリポ酸γオリゴ糖包接体による抗糖尿病作用の評価

　αリポ酸はPI3キナーゼを活性化することでGLUT4の膜移行を促し、細胞内へのグルコースの取り込みを促進させる抗糖尿病作用が知られています。そこで、私たちは、R-αリポ酸γオリゴ糖がαリポ酸ラセミ体やS体、及び、そのγオリゴ糖包接体よりも抗糖尿病作用の高いことを検証するため、KKAy糖尿病モデルマウスを用い、①高脂肪食を与えたコントロール群（Control）、②γオリゴ糖投与群（γCD）、③ラセミ体投与群（RSALA）、④ラセミ体のγオリゴ糖包接体（RSALA-γCD）、⑤R-αリポ酸γオリゴ糖包接体投与群（RALA-γCD）、⑥ S-αリポ酸γオリゴ糖包接体投与群（SALA-γCD）の6群に分け、1ヶ月間投与し、ヘモグロビンA1c（HbA1c）の低減効果、アディポネクチン産生効果、AMPキナーゼ（AMPK）活性化効果を調べました。（**図4-5、4-6、4-7**）

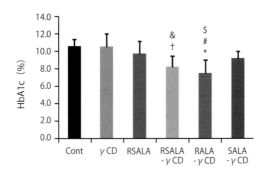

* p < 0.01 vs Cnt 　† p < 0.05 vs Cnt 　# p < 0.01 vs γCD 　& p < 0.05 vs γCD 　$ p < 0.05 vs RSALA

図4-5　各種αリポ酸及びγCD包接体を1ヶ月間投与後の糖尿病モデルマウスのHbA1c

　先ず、R-αリポ酸γオリゴ糖包接体のHbA1cの低減効果を図4-5に示しています。HbA1cとは高血糖状態が長期間続くと、血中の余分なブドウ糖は体内の蛋白と結合するのですが、この際、赤血球の蛋白であるヘモグロビンとグルコースが結合したものがグリコヘモグロビンで

す。 このグリコヘモグロビンは数種類存在するのですが、中でも糖尿病と密接に関係するものがHbA1cなのです。R-αリポ酸γオリゴ糖包接体（RALA-γCD）群ではコントロール群に対して有意にHbA1cが低下し、αリポ酸ラセミ体γオリゴ糖包接体（RSALA-γCD）群及びS-αリポ酸γオリゴ糖包接体（SALA-γCD）群よりもその効果の大きいことが確認されました。

　次に、R-αリポ酸γオリゴ糖のアディポネクチンの産生効果を**図4-6**に示しています。アディポネクチンとはアディポサイトカインの一つであり、アディポサイトカインは脂肪細胞から分泌される生理活性物質のことで善玉と悪玉があるのですがアディポネクチンは善玉で抗糖尿病作用、抗動脈硬化作用 、抗炎症作用、抗肥満作用などを有していることが知られています。R-αリポ酸γオリゴ糖包接体（RALA-γCD）投与群が6群の中で最も高いアディポネクチン産生効果のあることが確認されました。

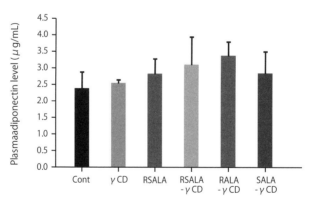

図4-6　各種αリポ酸及びγCD包接体を1ヶ月間投与後の
糖尿病モデルマウスの血漿中アディポネクチン量

　最後に、R-αリポ酸γオリゴ糖のAMPK活性化効果を**図4-7**に示しています。AMPKとは、骨格筋や臓器に存在するタンパクリン酸化酵素のひとつであり、活性化されたAMPKはエネルギー産生経路の効率を高め、糖や脂質の燃焼を増加させます。そのため、肥満や糖尿病に対して

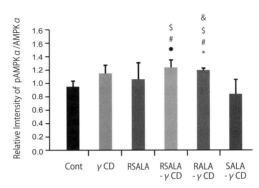

* p < 0.01 vs Cnt 　† p < 0.05 vs RSALA 　# p < 0.01 vs γCD 　& p < 0.05 vs SALA 　\$ p < 0.01 vs RSALA

図4-7　各種αリポ酸及びγCD包接体を1ヶ月間投与後の
糖尿病モデルマウスの肝臓におけるAMPK発現量

はAMPKを活性化させることが重要なのです。尚、この検討では、摘出
した肝臓のホモジネート液を用いてウェスタンブロッティング法により
AMPKのリン酸化タンパク質の発現量の評価を行っています。R-αリポ
酸γオリゴ糖包接体の顕著なAMPK活性化効果とS-αリポ酸γオリゴ糖
包接体にはその効果がまったく観られないことが確認されました。R-α
リポ酸γオリゴ糖は糖、脂肪、タンパク質の分解を亢進していると考え
られます。 この作用は運動と同じ効果をもたらし、肥満や糖尿病に対
して改善効果を発揮することが期待されます。

2)　R-αリポ酸γオリゴ糖包接体による
エネルギー産生・消費作用の評価

　αリポ酸は細胞内へグルコースを取り込み、グルコースの代謝を促進
する高糖尿病作用とともに、ピルビン酸をアセチルCoAに変換させるピ
ルビン酸デヒドロゲナーゼの補酵素として働くエネルギー産生に不可欠
な栄養成分でもあります。そこで、私たちはマウスを用いてエネルギー
消費における各種αリポ酸の違いを検討しました。①高脂肪食を与えた
コントロール群（HFD）、R-αリポ酸を0.1%配合した高脂肪食を与えた
R-αリポ酸未包接投与群（RALA）、R-αリポ酸γオリゴ糖包接体をR-α

リポ酸として0.1%配合した高脂肪食を与えた投与群（RALA-γCD）、S-αリポ酸γオリゴ糖包接体をS-αリポ酸として0.1%配合した高脂肪食を与えた投与群（SALA-γCD）の4群に分け、1ヶ月間投与し、エネルギー消費量を測定しましたところ、RALA-γCD群のみコントロール群に対して有意にエネルギー消費量が増加しました。（表4-1）マウスは明るい時間帯に睡眠を摂り、暗い時間帯に活動するのですが、R-αリポ酸γオリゴ糖包接体を摂取することで、睡眠中よりも暗い時間帯の活動中において有意にエネルギーを消費することが明らかとなりました（図4-8）

表4-1　RALA-γCD配合高脂肪食を1ヶ月与えた後のエネルギー消費量

	高脂肪食	高脂肪食+ RALA	高脂肪食+ RALA-γCD	高脂肪食+ SALA-γCD
エネルギー消費量–非活動期（明期）(kcal-h-kg⁻¹)	5.76±0.12	5.83±0.07	6.53±0.11 *	6.05±0.12
エネルギー消費量–活動期（暗期）(kcal-h-kg⁻¹)	6.58±0.24	6.41±0.11	7.24±0.25	7.20±0.20
エネルギー消費量–時間 (kcal-h-kg⁻¹)	6.17±0.16	6.12±0.09	6.79±0.16 *	6.62±0.16

*$p < 0.05$ v.s 高脂肪食
平均値±SEM (n = 4)

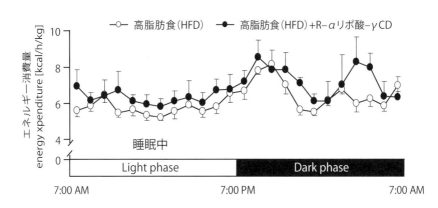

図4-8　明るい時間帯（睡眠中）と暗い時間帯（活動中）のエネルギー消費量に対する
　　　　R-αリポ酸γオリゴ糖包接体の効果

　さらに、**図4-9**に示すように、R-αリポ酸γオリゴ糖包接体を摂取さ
せた雌マウスの褐色脂肪細胞における脱共役タンパク質1（UCP1）遺
伝子の有意な発現が確認され、褐色脂肪細胞でのR-αリポ酸γオリゴ糖
包接体によるエネルギー消費作用が示されました。尚、UCP1遺伝子に
変異があると、皮下脂肪に多く見られる褐色細胞内の熱産生機能が低下
しやすく、体温が低下すると、下半身に皮下脂肪をため込みやすいため、
洋ナシ型肥満になることが分かっています。R-αリポ酸γオリゴ糖包接
体を摂取することで、UCP1遺伝子発現によるエネルギー産生・消費作
用による抗肥満効果が期待できるものと考えられます。（**図4-9**）

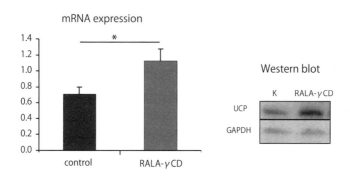

図4-9　R-αリポ酸γオリゴ糖包接体を摂取させたC57BL/6雌マウスの褐色脂肪細胞に
　　　 おける脱共役タンパク質（UCP1）遺伝子の発現

3）　R-αリポ酸γオリゴ糖包接体による非アルコール性脂肪性肝炎（NASH）の予防効果

　非アルコール性脂肪肝疾患（NAFLD）の中で、肝臓の生検において
炎症像・バルーニング像が確認された場合に非アルコール性脂肪性肝炎
（NASH）と定義されています。NASHの発生原因にアルコールは含まれ
なく、自覚症状がほとんどないための検査で発覚することも少なくあり
ません。また、NASHから肝硬変、肝癌へと進展する可能性も高いのです。
日本では1000万人以上がNAFLDと推定され、その内、100万人程度が
NASH患者と推定されています。発症メカニズムは未だ解明されていな
いのですが、肥満、糖尿病、高脂血症などのインスリン抵抗性によって

肝臓に脂肪が蓄積して脂肪肝になるとの理論があります。

αリポ酸にはPI3キナーゼを活性化することによってGLUT4の膜移行を促し、細胞内へのブドウ糖の取り込みを促進させる作用によりインスリン抵抗性を抑制し、インスリンの感受性を高める効果のあることが知られています。そして、このブドウ糖の取り込み促進作用は非天然体のS-αリポ酸に有意差は無くR-αリポ酸のみ効果的であることも示されています。

そこで、先ず、私たちはNASHモデルマウスとしてSTAM®マウスを開発したステリック再生医科学研究所にR-αリポ酸のNASHに対する予防効果の検証を依頼しました。NASHモデルマウスを①αリポ酸を含有しない餌を与えたコントロール群（Vehicle）、②R-αリポ酸を含有した餌を与えた投与群（RALA）、③S-αリポ酸を含有した餌を与えた投与群（SALA）に分け、1ヶ月間投与後、NASHモデルマウスのNAFLDスコアを確認しました。尚、NAFLDスコアとは、脂肪肝、肝小葉の炎症、肝細胞のバルーニングをスコア化したものです。その結果、SALAに有意差はみられないもののRALAはVehicleに対して有意にNAFLDスコアは低下していました。（**図4-10、写真4-2**）

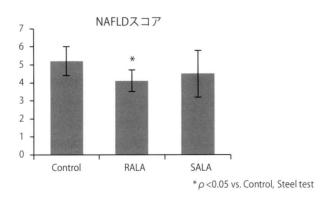

図4-10　R-αリポ酸とS-αリポ酸を1ヶ月間投与後のNASHモデルマウスのNAFLDスコア

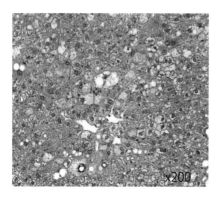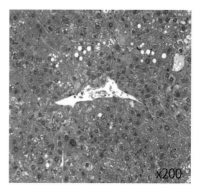

R-αリポ酸投与群　　　　　　　　　　S-αリポ酸投与群

写真4-2　R-αリポ酸とS-αリポ酸を1ヶ月間投与後のNASHモデルマウスの肝臓の生検写真

　次に、我々はR-αリポ酸γオリゴ糖包接体によるNASH発症の予防効果を検討しました。脂質異常症マウスのNASH発症は12/15-リポキシゲナーゼ遺伝子（Alox15）の破壊によって防止できることが知られています。そこで、雌マウスに、R-αリポ酸γオリゴ糖包接体を摂取させ、肝細胞組織における12/15-リポキシゲナーゼ遺伝子（Alox15）の発現を調べましたところ、コントロール群に対して有意に遺伝子発現が抑制されることが明らかとなり、R-αリポ酸γオリゴ糖包接体のNASHに対する予防効果が確認できました。（図4-11）

　これまでにも"サリドマイド事件"を代表例として鏡像異性体の副作用によってさまざまな悲劇が起きています。約50年前から医薬品と使用されてきたカルニチンもαリポ酸と同様に2002年12月に食品としての利用が認められた体脂肪燃焼作用を有する機能性物質なのですが、比較的早い段階で非天然の鏡像異性体であるD-カルニチンが天然のL-カルニチンの働きを阻害することが明らかとなっておりまして、現在ではL-カルニチンのみが食品素材として利用されています。食品は医薬品と異なり使用制限がないため非天然物質である鏡像異性体の副作用を避けるためには当然のことといえます。しかしながら、カルニチンと同様に食品

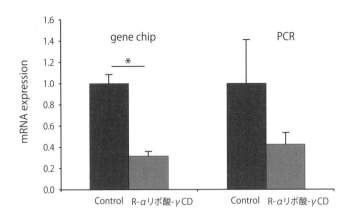

図4-11　R-αリポ酸γオリゴ糖包接体を摂取させたC57BL/6雌マウスの肝細胞組織における
2/15-リポキシゲナーゼ遺伝子（Alox15）の発現抑制

でも利用できるようになったαリポ酸はいまだに残念ながら鏡像異性体
を50%含有するラセミ体が使用されているのです。αリポ酸含有サプリ
メントを摂取した犬猫などペットの死亡例をよく耳にしますが、これは
ペットに限ったことではないと考えられます。S-αリポ酸の副作用はヒ
ト試験で検証することはできないが、これまでの報告や我々の検討、特
に、糖代謝・脂質代謝異常にあるモデル動物用いた試験等でS-αリポ酸
の副作用は実証できたものと考えています。

　R-αリポ酸の極めて低い安定性がαリポ酸ラセミ体を使用せざるを得
ない最大の理由でした。しかし、我々はγオリゴ糖を用いることでR-リ
ポ酸の安定性改善に成功しました。さらに、安定性改善、溶解度の向上、
消化性のγオリゴ糖の利用等が功を奏し、R-αリポ酸のγオリゴ糖包接
化によってR-αリポ酸の生体利用率が大幅に向上することも明らかとし
ました。そして、生体利用率が向上すれば、当然、R-αリポ酸が本来持
っている糖代謝による抗糖尿病改善作用、エネルギー産生作用、そして
インスリン抵抗性改善によるNASHの予防効果が高まることは容易に推
察でき、何れも良好な結果が得られています。

おわりに

R-αリポ酸の有効な利用のために

ダイエット志向の若い女性からロコモティブシンドロームやサルコペニアになる危険性のある高齢者まで多くの方々に健康で幸せな生活を送ってほしいとの思いで、なぜ、日本人にはR-αリポ酸が必要なのか、なぜ、日本では健康に危害を与える可能性のあるS-αリポ酸を含有するラセミ体のサプリメントが販売されているのか、について理解できる論文を紹介してきました。

機能性食品先進国の米国は食品素材の機能性に関する情報がすべての国民に難なく入るのですが、日本では薬機法の関係で医薬品ではない食品素材の効果効能に関して情報はほとんど入らず、米国より20年の遅れをとっています。その結果、日本の『寝たきり高齢者』の数は米国人の5倍となっていると言われています。とすると、日本の人口は米国の3分の1ですので日本人が『寝たきり高齢者』になる確率は米国の15倍となります。

私のブログ『健康まめ知識』は莫大な学術論文から最新の有益な情報を入手し、多くの方々に、それらの情報を提供することを目的としています。R-αリポ酸について最も知ってもらいたかったこと、それは、αリポ酸はダイエット素材として、日本において一時的にブームになりましたが、①αリポ酸の本来の訴求点はダイエットではなく、糖尿病や動脈硬化などの生活習慣病の対策や高齢者の介護予防にあること、②糖尿病患者などの疾病者にとってαリポ酸ラセミ他は有毒であり、効能効果を持つ本来の物質は天然体のR-αリポ酸であること、そして、③R-αリポ酸は胃酸によって分解を受け、生体利用能が低いという問題があったが、γ-シクロデキストリン（γオリゴ糖）包接化技術でその問題が解

決したことです。

　現在でも、ラセミ体の問題が明らかにもかかわらず、αリポ酸ラセミ
体のサプリメントや日本では認可されていないR-αリポ酸ナトリウム塩
（R-ALA Na）を使用した米国のサプリメントが日本に輸入され販売され
ている事実があります。αˊリポ酸サプリメントを選ぶ際には、必ず、R-
αリポ酸であること、そして、成分表示に『シクロデキストリン』あるい
いは『環状オリゴ糖』が入っているものを選ぶようにしましょう。

■付録

付録1 過去の論文で知るαリポ酸の歴史

　これまでのαリポ酸に関係する論文で時をさかのぼりαリポ酸の歴史に触れてみましょう。20歳を過ぎたころから体内生産量の減少する天然型のR-αリポ酸を摂取することが如何にヒトの美容と健康へ有用なものか知ることが出来ます。

　今から15億から5億年前と推定されますが真核生物はミトコンドリアを進化させNADHとATPを造り出す為にR-αリポ酸を使用し始めました。Microbiology & Molecular Biology Reviews, Vol. 64（4）786-820;（2000）

　1951年より以前の段階では、R-αリポ酸を生育培地中にATP産生を増加させる大まかな因子として同定し、Protogen A, Pyruvate Oxidation factor（POF）あるいは Acetate Replacing Factorと命名していました。JACS.75（6）1267-70（1953）

　1951年にLester ReedはEli Lilly との共同で10トンの牛の肝臓から30mgの純粋な黄色の物質を分離しました。Science 114, 93（1951）

　1951年、Eli Lillyの研究グループは、その化合物を（+）-1, 2-dithiolane valeric acidであることを明らかとしましたが、その絶対配置は不明でした。一般名のαリポ酸（ALA）は部分的に酸化されたベータ-リポ酸（thiosulfinate）と区別し、脂溶性でかつ水溶性の構造が強調されました。ヨーロッパではこの物質をthiol とoctanoic acidの短縮形であるthi-octic acidと命名しました。JACS. 75（16）1267-70（1953）

　1952年、ラセミ体の合成が成し遂げられました。結果として肝臓からの抽出は行われなくなりました。（この時点で非天然体である健康上に問題のS体、悪玉リポ酸が生まれたこととなります。）JACS. 75（16）

1267-70（1952）．

1955年、チオクト酸に関する初めての国際シンポジウム（イタリー、ナポリ）が開催されました。ラセミ体は抗毒素作用を有し、人には極端に低毒性であるとしました。ラセミ体は4塩化炭素、水銀、ヒ素の毒性に対して保護作用を有するとの発表がありました。
Universita di Napoli. Chem & Ind, 508, Nov;1955.

1956年、Shirosaは、ラセミ体は注射15分以内に血糖を15%低下させると報告しています。Boll. Soc. Ital. Biol. Sper.32 725-72;1956

1957年、Koflerは、ラセミ体は放射能中毒に対する解毒剤であると報告しました。
Boll. Soc. Ital. Biol. Sper.33 408-409; 1957.

1958年、米国及び日本政府は広島及び長崎の生存者を α-リポ酸で治療するプログラムを共同で後援しました。

1958年、Reissはヒ素毒で毒されたheart sarcomere（ミトコンドリア）がS体でなくR体に曝された際、正常な機能を回復したと報告しました。
J Biol Chem.Oct; 233（4）: 789-93; 1958, J Biol Chem. Mar; 231（1）: 557-69; 1958.1958:

1959年、Rosenberg and Culikは α-リポ酸は抗酸化剤であることを報告しました。
Arch Biochem Biophys 80: 86-93; 1959.

1960年、Galは、チアミン欠損ラットはラセミ体投与で突然死したと報告しました。これがラセミ体、非天然のS-α リポ酸の毒性を示した最初の報告です。
Arch Biochem Biophys 89, 253（1960）．

　1965年、Galは、チアミン欠損ラットの死において非天然のS体が関与しており、R体ではないことを示し、毒性の代謝物であるチアミン-SH/SLA disulfideが作用していると考察しました。また、ラセミ体に50%含まれているRALAは非天然のSALAの毒性を緩和できなかったと報告しました。

Nature, No. 4996; July;535（1965）.

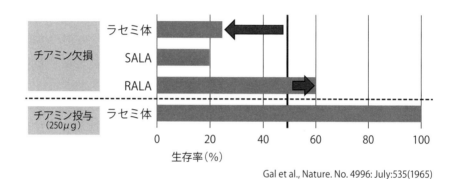

Gal et al., Nature. No. 4996: July:535(1965)

図1　ビタミンB1（チアミン）欠損ラットによるαリポ酸の毒性評価
（αリポ酸を腹膜内注入した際の生存率（%））

　1966年、αリポ酸がドイツにおいて糖尿病性神経障害の治療薬として認可されました。

　1978年、Marnett and Eganは、αリポ酸がCOXを阻害し、炎症を減少させると報告しました。Prostaglandins, Dec; 16（6）:861-9（1978）

　尚、シクロオキシゲナーゼ（Cyclooxygenase,COX;EC1.14.99.1）はアラキドン酸をプロスタノイドと呼ばれる生理活性物質の一群に代謝する過程に関与する酵素です。プロスタノイドにはプロスタグランジンやトロンボキサンなどのアラキドン酸代謝物が含まれます。COXには2つのアイソフォームがあり、それぞれCOX-1及びCOX-2と呼ばれます。

1983年、Goldingは、（+）-ALAをR-（+）-ALAと、そして、非天然の
エナンチオマーをS-（-）-ALAと命名しました。
JCS Chem Comm. 1051-1053（1983）.

1983年、Heinz Ulrich（Asta Medica）は、R-リポ酸及びR-ジヒドロ
リポ酸の研究及び臨床試験を開始しました。
Lipoic Acid in Health and Disease, Preface vii

1983年、デグサはリポ酸ラセミ体の研究と商業開発を始めました。
Degussa Patent 4,705,867

1984年、チェルノブイリの大惨事の生存者に対してαリポ酸とビタ
ミンEを投与し、著しい（4倍の）効果（抗酸化作用と解毒作用）が確
認されました。
Lipoic Acid in Health and Disease, 189.

1988年、UC Berkeley のLester Packerがリポ酸のバイオケミストリ
ーの研究に着手しました。
The Antioxidant Miracle, Lester Packer & Carol Coleman; John Wiley &
Sons, Inc. 1999.

1992年、Ulrichは、R体とラセミ体比較し、炎症モデルにおいて、R
体の方が抗炎症剤として有用であることを報告しました。
US Patent 5,084,481.

1994年、αリポ酸が"抗酸化剤"として栄養補助食品市場に導入され
ました。

1994年、Fuchsはαリポ酸ラセミ体より経口R-リポ酸がより効果的な
抗酸化剤であると報告しました。

Skin Pharm; 7: 278-284, 1994.

1997年、Ulrich, Packer 及びKlipはR-リポ酸とR-ジヒドロリポ酸のみがGlut 4 及びPDHへの効果の観点から、糖尿病の治療に有効であると報告しました。
US Patent 5,693,664

1998年、UlrichはR体がラセミ体より10倍より抗炎症作用があると報告しました。carageenan paw edemaモデルを用いて4.9 mg/kg :49.3 mg/kg。
US Patent 5,728735

1999年、R体とアセチル-L-カルニチンの組合せが高齢のラットを若返らせ、brain protein carbonylの変化に関与し、ミトコンドリア機能を改善すると報告しました。
FASEB J. 13,411-418.

2000年、Carlson及び KaufmanはR体の合成及び商業開発を始めました。

2001年、R体が中国から商業的に販売されそして栄養補助食品市場にあらわれました。

2001年、名古屋大学野依教授が不斉反応触媒でノーベル化学賞を受賞しました。現在でも、R体製造技術として期待されています。

2001年、低品質のポリマー化したR体カプセルが市場にあらわれ、R体が不安定であること、そして、胃液で容易にポリマー化するために生体への吸収性において極めて低いことが明らかとなりました。

2001年、Asta Medicaは、糖尿病及びその後遺症治療を目的とした医

薬品用途としてのR-αリポ酸の使用を提案しました。R体投与群では動物の死亡率は33%から8%まで低下しましたが、S体投与群では死亡率は50%に上昇しました。

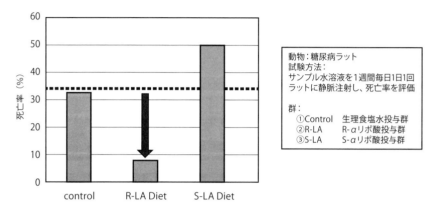

（Asata Medica　US 6,284,787 B1(2001) からの改編）

図2　S-αリポ酸による糖尿病モデルマウスの死亡率の上昇

2002年、USのGeroNova社はR体の安定化されたカリウム塩のK-RALAを発表しました。

2006年、USのGeroNova社はR体の安定で、水溶性で高度に吸収性を高めたNa-RALAを開発しました。

2010年、日本でシクロケムバイオはGeroNovaのNa-RALAの胃酸中での安定性（60%）に対して、さらに、高い安定性（100%）を有するR-αリポ酸γオリゴ糖包接体（RALA-γCD）を開発しました。

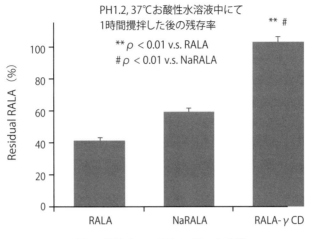

図3　胃液中でのRALA-CDの安定性

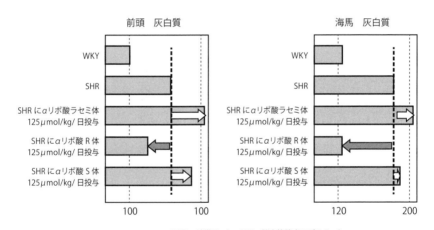

WKY：健常ラット　SHR：脳血管障害モデルラット

図4　R-αリポ酸投与によるGFAPサイズの減少

　2013年、イタリアのカメリオ大学は脳血管障害モデルラットを用いて脳の損傷や認知症などの神経疾患があると増加するGFAPというタンパク質の発現量を評価することで、R体は脳損傷が改善し、ラセミ体とS体は悪化することを示しています。つまり、S体摂取で認知症など脳疾患は悪化することを明らかとしています。

Brain Activity of Thioctic Acid Enantiomers: In Vitro and in Vivo Studies
in an Animal Model of Cerebrovascular Injury
Int. J. Mol. Sci. 14, 4580-4595（2013）

　2015年、シクロケムバイオは京都薬科大学との共同研究で、糖尿病
モデルマウスを用いてR体、S体、ラセミ体とそのγCD包接体の糖尿病
に対する治癒効果を検証しています。R体の包接体（RALA-γCD）が最
も高い効果のあることを明らかとしました。
Isomeric effects of anti-diabetic α -lipoic acid with γ -cyclodextrin
Life Science 136, 73-78（2015）

　2016年、シクロケムバイオは神戸大学医学部との共同研究でR体の
γCD包接による安定化で、生体への利用能が顕著に上昇することを明
らかとしました。
Bioavailability of an R-_-Lipoic Acid/-Cyclodextrin　Complex in Healthy
Volunteers
International Journal of Molecular Sciences, 17, 949（2016）

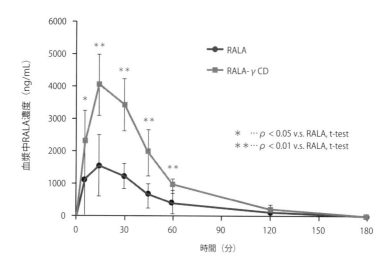

図5　RALAおよびRALA-γCDの単回経口摂取後の血中RALA濃度の推移

　残念ながら、悪玉リポ酸としてαリポ酸のラセミ体とS体の危険性が示され、その一方で、善玉リポ酸のR体の有用性が明らかとなった現在でも、未だに、日本市場ではその危険な悪玉リポ酸であるラセミ体が使用されたサプリメントが販売されているのです。

付録2　参考論文とその要約

悪玉リポ酸S体とラセミ体の毒性

1.　Use of R-(+)-alpha-Lipoic Acid, R-(-)-dihydroLipoic Acid and metabolites in the form of the free acid or as salts or esters or amides for the preparation of drugs for the treatment of diabetes mellitus as well as its sequelae.
Klaus Wessel, Harald Borde, et al., United States Patent 6,117, 889. September 2000.

●善玉リポ酸のR体は糖尿病タイプI及びIIそしてその続発症及び遅発性の合併症の治療並びに非臨床的に及び臨床的にインスリン耐性及びその続発症の治療に適している。

●悪玉リポ酸のS体はビルビン酸脱水素酵素の働きを大きく阻害するので適していなく、悪玉リポ酸のS体はインスリン抵抗性を高め糖尿病を悪化させる。

2.　Influence of selegiline and Lipoic Acid on the life expectancy of immunosuppressed Freisleben HJ, Neeb A, et al., Arzneimittelforschung. Jun; 47 (6):776-80. 1997.

●ラセミ体（高投与量、350mg/kg体重）は寿命を顕著に減少させた。

●悪玉リポ酸のS体（投与量、75mg/kg体重）の生存率はわずか50%であった。

●反対に善玉リポ酸のR体（投与量、9mg/kg体重）は寿命を顕著に延ばした。

3. Dose/response curves of Lipoic Acid R- and S- forms in the working rat heart during reoxygenation: superiority of the R-enantiomer in enhancement of aortic flow.
Zimmer G, Beikler TK, Schneider M, Ibel J, Tritschler H, Ulrich H., J Mol Cell Cardiol. 1995 Sep;27(9):1895-903.

●ラット心臓に前もってR体処理すると0.05-0.1 μmolの濃度で、再酸素化の間に大動脈流は急激に上昇し、コントロールの50%に比較して正常酸素値の70%以上に達し、善玉リポ酸R体の血流の大きな改善がみられた。一方、悪玉リポ酸のS体では10倍の1 μmol で始めて約60%の値となり、血流改善はできないことが判った。

●善玉リポ酸R体でミトコンドリアのATP（エネルギー）産生量は顕著に増加したが、悪玉リポ酸S体はコントロールと有意差はなく、エネルギー産生に効果はなかった。

●Diphenylhexatriene測定によると善玉リポ酸R体でミトコンドリアの膜流動性は増加し、ミトコンドリア活性に寄与したが、悪玉リポ酸S体では減少の傾向を示し、ミトコンドリアに悪影響を及ぼす可能性を示唆した。

善玉リポ酸R体の有用性

【ATP合成】

4. ATP Synthesis and ATPase activities in Heart Mitoplasts Under Influence of R- and S-Enantiomers of Lipoic Acid.
Zimmer, G et al., Methods in Enzymology vol.251 p.332-340. 1995

●ラセミ体に50％含まれる非天然体のS体にはATPの合成とATP合成酵素活性はないので善玉リポ酸R体を利用すべきであると考察されている。

【循環器系疾患の改善】

5. The Durk Pearson & Sandy Shaw® Life Extension News.
Volume II, Issue #3, April 1999.

●善玉リポ酸R体は市販されているラセミ混合物に比べて循環器系疾患に対して高い治癒効力のあるサプリメントである。

●善玉リポ酸R体はグルコース取り込み及び筋肉組織中のグルコース輸送担体の数を悪玉リポ酸S体より遥かに効果的に増加させる。

●善玉リポ酸R体は銅を効果的にキレート化し、銅で誘発される脂質過酸化を防ぐ。

●善玉リポ酸R体はのATP合成及びを鼓動心臓モデルでの低酸素症後の再酸素化の間の大動脈血流を増加させる。しかし、悪玉リポ酸S体にはATP合成に関して効果は無く、R体が効果を示す濃度の10倍でやっと血流改善効果を示す。

【抗炎症活性】

6. Pharmaceutical composition containing R-alpha-Lipoic Acid or S-alpha-Lipoic Acid as active ingredient.
Ulrich H, Weischer CH, et al.,US Patent 5,728,735,1998.

●善玉リポ酸R体は主として抗炎症活性を有しており、ラセミ体の10倍強いことを明らかとした。

【抗酸化とミトコンドリア機能改善】

7. (R)-Lipoic Acid-supplemented old rats have improved mitochondrial function, decreased oxidative damage and increased metabolic rate.
Tory Hagen, Russell Ingersoll, et al., FASEB 13:411-418, 1999.

●善玉リポ酸R体はミトコンドリアのケト酸デヒドロゲナーゼに利用され、強力な抗酸化剤である還元体ジヒドロリポ酸に還元されるが、悪玉リポ酸のS体やラセミ体は還元されにくいので、抗酸化剤として利用できない。

●善玉リポ酸R体の摂取は代謝活性を改善し、抗酸化力を高める安全で有効な方法で、老化に伴う酸化や異物による障害に対する保護作用を有する。

8. Delaying Aging with Mitochondrial Micronutrients and Antioxidants.
Bruce Ames, et al., Miami Nature Biotechnology Short Reports. The Scientific World, 2001.

●善玉リポ酸R体と悪玉リポ酸S体とともに老齢動物の細胞を培養し

た。ミトコンドリア中の補酵素であるR体はTert-butyl hydroperoxide (t-BuOOH)の毒性に対して、肝細胞を顕著に防御したが、S体は毒性を高めた。（老齢動物の細胞は酸化剤の損傷をより受け易いが、R体はミトコンドリア中で効果的に酸化によって増大した脆弱性を減少させる。）

●生体内の抗酸化物質である肝細胞の還元グルタチオン（GHS）レベルは老化によって減少するが、善玉リポ酸R体を食事で2週間補給するとGHSレベルは顕著に上昇した。

9. Alpha-Lipoic Acid in liver metabolism and disease.
Bustamante J, Lodge JK, et al., Free Radic Biol Med. Apr 24 (6): 1023-39, 1998.

●善玉リポ酸R体はミトコンドリアの α-ケト酸デヒドロゲナーゼ複合体中に天然に存在することが見出されていて、糖の代謝作用に関与している。

●善玉リポ酸R体は細胞の酸化還元に関与し、チオール及び他のグルタチオンなどの生体内抗酸化剤を再活性化でき、生体内抗酸化ネットワークにより、活性酸素による疾患を予防できる。

●善玉リポ酸R体は酸化ストレスが関与する疾患に対して重要な治癒能力を有している。

10. Cytosolic and mitochondrial systems for NADH- and NADPH-dependent reduction of alpha-Lipoic Acid.
Haramaki N, Han D, et al., Free Radic Biol Med. 7;22(3):535-42, 1997.

●ラットの心臓のミトコンドリアにおいて善玉リポ酸R体はジヒドロリポアミドデヒドロゲナーゼの酵素活性を高め、還元型のジヒドロリポ

酸となり強力な抗酸化作用を示す。また、抗酸化物質への還元速度は
善玉リポ酸R体の方が悪玉リポ酸S体より6~8倍速い。

11. (R)-{alpha}-Lipoic Acid Protects Retinal Pigment Epithelial Cells
from Oxidative Damage.
Voloboueva LA, Liu J, Suh JH, Ames BN, Miller SS. Invest Ophthalmol
Vis Sci. 2005 Nov;46(11):4302-10.

●善玉リポ酸R体は網膜色素上皮細胞を酸化ダメージから保護すること
　で加齢による黄斑変性を改善する。黄斑変性によって黄斑の機能が損
　なわれると、網膜の他の部分が正常でも十分な視力が得られなくなる
　ので善玉リポ酸R体で視力回復が期待できる。

12. Dietary supplementation with (R)-alpha-lipoic acid reverses the
age-related accumulation of iron and depletion of antioxidants in the
rat cerebral cortex.
Suh JH, Moreau R, Heath SH, Hagen TM. Redox Rep. 2005;10(1):52-60.

●善玉リポ酸R体はラットの大脳皮質中の年齢に関連した鉄の蓄積と抗
　酸化物質の減少を改善する。加齢に伴って大脳皮質に過剰な鉄が沈着
　すると運動障害（ジストロアや運動失調など）や認知機能障害などの
　多彩な神経症候を呈する鉄蓄積性神経変性症を患うことがあるが善玉
　リポ酸R体はその症状を改善する。

13. Delaying the mitochondrial decay of aging with acetylcarnitine.
Ames BN, Liu J. Ann N Y Acad Sci. 2004 Nov;1033:108-16.

●善玉リポ酸R体はアセチルカルニチンと一緒に摂取すると老化による
　ミトコンドリア数とミトコンドリア活性の減少を抑制し、高齢者の糖
　や脂質代謝によるエネルギー産生能力を維持する。

14. (R)-alpha-lipoic acid reverses the age-related loss in GSH redox status in post-mitotic tissues: evidence for increased cysteine requirement for GSH synthesis.
Suh JH, Wang H, Liu RM, Liu J, Hagen TM.
Arch Biochem Biophys. 2004 Mar 1;423(1):126-35.

●善玉リポ酸R体はシステインから生合成される体内抗酸化物質のグルタチオン合成を高め、年齢による体内の酸化還元能力の低下を改善する。

15. Decline in transcriptional activity of Nrf2 causes age-related loss of glutathione synthesis, which is reversible with lipoic acid.
Suh JH, Shenvi SV, Hagen TM et al.
Proc Natl Acad Sci U S A. 2004 Feb 25.

●加齢に伴って転写因子Nrf2の活性が減退することで、生体内抗酸化物質であるグルタチオンの生合成量は減少するが、善玉リポ酸R体はNrf2を再活性化し、グルタチオン合成を促進する。

16. Exercise training and antioxidants: relief from oxidative stress and insulin resistance.
Henriksen EJ, Saengsirisuwan V.
Exerc Sport Sci Rev. 2003 Apr;31(2):79-84.Â

●善玉リポ酸R体は運動トレーニングによって発生する活性酸素の消去に有効であり、インスリン抵抗性を軽減する。

17. Age-associated mitochondrial oxidative decay: Improvement of carnitine acetyltransferase substrate binding affinity and activity in brain by feeding old rats acetyl-L-carnitine and/or R-alpha-lipoic acid.
Liu, J. Killilea, D.W. et al.

Proc Nat Acad Sci 99, 1876-1881 (2002)

●カルニチンアセチルトランスフェラーゼはミトコンドリアの外膜に存
在してミトコンドリアに脂肪酸を運搬する量を調節し、β酸化経路で
代謝される脂肪酸量を調節する酵素であり、老齢ラットにアセチル
-L-カルニチンと善玉リポ酸R体を与えるとこの酵素の活性が改善され、
抗酸化作用によって酸化的なミトコンドリアの崩壊を抑制しミトコン
ドリア活性を維持できる。

18. Delaying Brain Mitochondrial Decay and Aging with Mitochondrial
Antioxidants and metabolites.
Liu, J., Atamna, H. et al.
Ann NY Acad Sci 959:133-166 (2002)

●抗酸化物質である善玉リポ酸R体は老化による脳ミトコンドリアの活
性低下を抑制できる。

19. Memory Loss in old rats is associated with brain mitochondrial
decay and RNA/DNA oxidation: Partial reversal by feeding acetyl-l-
carnitine and/or R-alpha lipoic acid.
Liu, J, Head, E. et al.
Proc Natl Acad Sci USA 99, 2356-2361 (2002)

●老齢ラットでの記憶損失は脳ミトコンドリア衰退及びRNA／DNA酸
化と関連している。アセチル-カルニチンと善玉リポ酸R体を投与する
と抗酸化作用によって記憶喪失を改善できる。

20. Feeding acetyl-L-carnitine and lipoic acid to old rats significantly
improves metabolic function while decreasing oxidative stress.
Hagen, T.M. Liu, J. et al.
Proc Nat Acad Sci USA vol 99, issue 4, 1870-1875 (2002)

●L-カルニチンと善玉リポ酸R体を老齢ラットに与えると、酸化ストレスを減少させ、代謝機能が顕著に改善する。

21. Oxidative Stress in the Aging Rat Heart is Reversed by Dietary Supplementation with (R)-Lipoic Acid.
Hagen, T.M, Shigeno, E.T. et al.
FASEB J. 15, 700-706(year 2001)

●善玉リポ酸R体は老齢ラットの心臓における酸化ストレスを低減できる。

22. Increased mitochondrial decay and oxidative stress in the aging rat heart: improvement by dietary supplementation with (R)-lipoic acid.
Hagen, T.M.
In Free Radicals in Chemistry, Biogy and Medicine 27, 262-271. (2000)

●善玉リポ酸R体を老齢ラットに与えると酸化ストレスが低減し心臓でのミトコンドリア活性が向上する。

23. (R)-alpha-lipoic acid reverses the age-associated increase in susceptibility of hepatocytes to tert-butylhydroperoxide both in vitro and in vivo.
Hagen, T.M, Vinarsky, V. et al.
Antiox. Redox Signaling 2, 473-483(year 2000)

●善玉リポ酸R体には肝細胞においてtert-ブチルヒドロペルオキシド誘発酸化ストレスに対して保護効果のあることがインビボとインビトロの双方の試験で明らかとなった。

24. (R)-alpha-lipoic acid-supplemented old rats have improved

mitochondrial function, decreased oxidative damage, and increased metabolic rate.
Hagen, T.M, Ingersoll, R.T. et al.
FASEB J. 13, 411-418(year 1999)

●善玉リポ酸R体を摂取した老齢ラットは酸化損傷が低減し、ミトコンドリア機能を改善し、さらに、代謝速度が増加した。

【グルコース代謝】

25. Differential effects of Lipoic Acid stereoisomers on glucose metabolism in insulin-resistant skeletal muscle.
Streeper RS, Henriksen EJ, et al.
Am J Physiol 1997 Jul: 273(1)1,1997.

●インスリン耐性骨格筋中のグルコース代謝において、善玉リポ酸R体はインスリンが仲介する2-デオキシグルコースの取り込み量を64%増大させ、グルコース代謝が促進させることが明かとなった。(P<0.05)一方、悪玉リポ酸S体には何ら効果は観られなかった。

26. Altered C-Deoxyglucose Incorporation in Rat Brain Follwing Treatment with Alpha-Lipoic Acid
Fuchs J, Packer L, Zimmer G Marcel Dekker,
Inc New York, Basel, Hong Kong (1997) pp259-268. (Peter Jenne, T.A. Seaton, and C.D. Marsden. Chapter 16 in Lipoic Acid in Health and Disease)

●善玉リポ酸R体はインスリンにより促進されるグルコース輸送に相加的に効果を高めるが悪玉リポ酸S体はインスリンの作用を阻害する。

● グルコース輸送のトランスポーターであるGLUT-1は、赤血球など
　の細胞へのグルコースの取り込みに関わっていて、心筋においては
　GLUT-4が関わっている。善玉リポ酸R体はGLUT-1とGLU-4の細胞膜
　への転移を促進するが、悪玉リポ酸S体はそれらのトランスポーター
　の細胞膜への転移を阻害する。

【脳機能改善】

27. Alpha-lipoic acid as a new treatment option for Alzheimer's
disease--a 48 months follow-up analysis.
J Neural Transm Suppl. 2007;(72):189-93.

● 善玉リポ酸R体はアルツハイマー病に対する新しい治療薬となりうる
　ことをアルツハイマー病患者に投与して48ヵ月の追跡調査で明らか
　とした。

28. Chronic systemic D-galactose exposure induces memory loss,
neurodegeneration, and oxidative damage in mice: Protective effects of
R-alpha-lipoic acid.
Cui X, Zuo P, Zhang Q, et al.
J Neurosci Res. 2006 Mar 22;

● マウスへの慢性全身性のD－ガラクトースの暴露によってマウスは酸
　化的損傷を受け、記憶喪失となり、神経変性を引き起こしたが、善玉
　リポ酸R体にはそれらに対して保護作用のあることが明かとなった。

29. (r)-, but not (s)-alpha lipoic acid stimulates deficient brain pyruvate
dehydrogenase complex in vascular dementia, but not in Alzheimer
dementia
Frolich L, Gotz ME, et al.

J Neural Transm. 2004 Mar;111(3):295-310.

●善玉リポ酸R体は血管性認知症における脳のピルビン酸脱水素酵素複合体を活性化し、エネルギー代謝を促進し、認知症の改善が観られるが、悪玉リポ酸S体は酵素阻害をする。アルツハイマー認知症にはその効果は観られない。

30. Pre-treatment with R-lipoic acid alleviates the effects of GSH depletion in PC12 cells: implications for Parkinson's disease therapy.
Bharat S, Cochran BC, Ames BN, et al.
Neurotoxicology. 2002 Oct;23(4-5):479-86.

●善玉リポ酸R体は神経細胞のモデル細胞であるPC12細胞中で合成されるグルタチオンの生産量低下を改善し、パーキンソン病治療に有効である。

31. Alpha lipoic acid as a new treatment option for Alzheimer type dementia.
Hager, K, Marahrens, A. et al.
Arch Geron Geriatr 32 (3): 275-282 (2001)

●善玉リポ酸R体がアルツハイマー認知症の新しい治療薬として期待される。

【抗糖尿病作用】

32. Effect of R-(+)-alpha-lipoic acid on experimental diabetic retinopathy.
Lin J, Bierhaus A, Bugert P, et al.
Diabetologia. 2006 Mar 7;

●善玉リポ酸R体は糖尿病性網膜症に対して治療効果を有する

33. ALS/Lt: A New Type 2 Diabetes Mouse Model Associated With Low Free Radical Scavenging Potential.
Mathews CE, Bagley R, Leiter EH.
Diabetes. 2004;53 Suppl 1:S125-9.

●フリーラジカル消去能力の低いⅡ型糖尿病のマウスモデルALS/Ltを
　用いて善玉リポ酸R体による糖尿病の治癒効果を検証

34. Advanced Glycation Endproducts Induce Changes in Glucose Consumption, Lactate Production, and ATP Levels in SH-SY5Y Neuroblastoma Cells by a Redox-Sensitive Mechanism.
De Arriba SG, Loske C, Meiners I, et al.
Munch GJ Cereb Blood Flow Metab. 2003 Nov;23(11):1307-13.

●ヒト神経芽細胞腫SH-SY5Y細胞において糖化最終産物（AGEs）はグ
　ルコース消費と乳酸産生、および、ATPレベルの低下を引き起こすが、
　善玉リポ酸R体はAGEs発生量を低減し、それらの低下を改善する。

【胆汁流量の促進】

35. Inhibition of glucose production and stimulation of bile flow by R (+)-alpha-lipoic acid enantiomer in rat liver.
Anderwald C, Koca G, et al.
M.Liver. 2002 Aug;22(4):355-62.Â

●善玉リポ酸R体はラット肝臓中のグルコース産生を抑制し、胆汁流量
　を促進させる。

【神経細胞の保護作用】

36. Neuroprotection by the Metabolic Antioxidant Alpha Lipoic Acid;
Packer, L; Tritschler, H.
J, Free Rad Biol Med 22, Nos 1 / 2, 359-378 (1997)

●善玉リポ酸R体は代謝性抗酸化剤として神経防護作用を有する。

37. Neuroprotective effects of alpha-lipoic acid and its enantiomers
demonstrated in rodent models of focal cerebral ischemia.
Wolz P, Krieglstein J.
Neuropharmacology. 1996 Mar;35(3):369-75.

●局所的脳虚血のローデントモデルを用いて善玉リポ酸R体に神経防護
作用のあることが示された。一方、悪玉リポ酸S体にその作用は確認
できなかった。

寄社紹介

■寺尾 啓二（てらお けいじ）
工学博士　専門分野：有機合成化学
シクロケムグループ代表
（株式会社シクロケム、株式会社シクロケムバイオ、株式会社コサナ）
日本シクロデキストリン工業会会長
神戸大学大学院医学研究科 客員教授
神戸女子大学健康福祉学部 客員教授
モンゴル国立大学　応用科学工学部　客員教授
ラジオNIKKEI 健康ネットワーク　パーソナリティ
　http://www.radionikkei.jp/kenkounet/
ブログ　まめ知識（健康編）　http://blog.livedoor.jp/cyclochem02/
ブログ　まめ知識（化学編）　http://blog.livedoor.jp/cyclochem03/
1986年、京都大学大学院工学研究科博士課程修了。京都大学工学博士号取得。ドイツワッカーケミー社ミュンヘン本社、ワッカーケミカルズイーストアジア株式会社勤務を経て、2002年、株式会社シクロケム設立。2012年、神戸大学大学院医学研究科 客員教授、神戸女子大学健康福祉学部 客員教授に就任。専門は有機合成化学。

著書
『化粧品開発とナノテクノロジー』共著　シーエムシー出版
『機能性食品・サプリメント開発のための化学知識』 日本食糧新聞社
『日本人の体質に合った本当に老けない食事術』 宝島社
『動脈硬化と突然死の知られざる原因!『小型LDLコレステロール』の怖い話』 宝島社
　ほか多数

環状オリゴ糖シリーズ	1	スーパー難消化性デキストリン"αオリゴ糖"	定価本体 400円～600円
	2	αオリゴパウダー入門	
	3	マヌカαオリゴパウダーのちから	
	4	αオリゴ糖の応用技術集	
	5	γオリゴ糖の応用技術集	

健康・化学まめ知識シリーズ	1	ヒトケミカルでケイジング(健康的なエイジング) ～老いないカラダを作る～	定価本体 400円～500円
	2	スキンケアのための科学	
	3	筋肉増強による基礎代謝の改善	
	4	脳機能改善のための栄養素について	
	5	文系のための有機化学講座	
	6	脂肪酸の種類と健康への影響	
	7	ヒトケミカル ―カラダの機能を調節して健康寿命を延ばす―	
	8	機能性栄養素ヒトケミカルQ&A ―美容、スポーツパフォーマンス、生活習慣病、 　真の介護予防のために―	
	9	ミトコンドリアとヒトケミカル	
	10	機能性食品による真の悪玉コレステロールである 小型LDLコレステロールの低減	